CSCO

中国临床肿瘤学会患者教育手册

——食管癌

主 编 王 峰

人民卫生出版社
·北 京·

图书在版编目（CIP）数据

中国临床肿瘤学会患者教育手册．食管癌/王峰主编．—北京：人民卫生出版社，2023.11

ISBN 978-7-117-34635-1

Ⅰ.①中… Ⅱ.①王… Ⅲ.①肿瘤－防治－手册②食管癌－防治－手册 Ⅳ.①R73-62 ② R735.1-62

中国国家版本馆 CIP 数据核字（2023）第 049374 号

中国临床肿瘤学会患者教育手册——食管癌

Zhongguo Linchuang Zhongliu Xuehui Huanzhe Jiaoyu Shouce——Shiguan'ai

主　　编	王　峰	开　　本	889 × 1194　1/32　印张:4
出版发行	人民卫生出版社(中继线 010-59780011)	字　　数	77 千字
地　　址	北京市朝阳区潘家园南里 19 号	版　　次	2023 年 11 月第 1 版
邮　　编	100021	印　　次	2023 年 12 月第 1 次印刷
印　　刷	北京顶佳世纪印刷有限公司	标准书号	ISBN 978-7-117-34635-1
经　　销	新华书店	定　　价	39.00 元

E - mail　pmph @ pmph.com

购书热线　010-59787592　010-59787584　010-65264830

打击盗版举报电话　010-59787491　E-mail　WQ @ pmph.com

质量问题联系电话　010-59787234　E-mail　zhiliang @ pmph.com

数字融合服务电话　4001118166　E-mail　zengzhi @ pmph.com

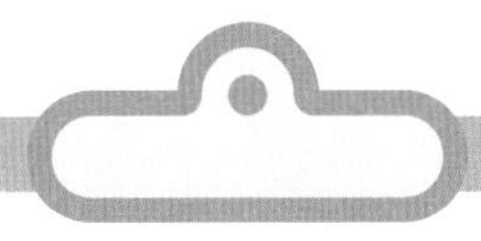

主　　编　王　峰　郑州大学第一附属医院

编　　者（按姓氏笔画排序）

于伟勇　淮安市第一人民医院

王　峰　郑州大学第一附属医院

王　鑫　中国医学科学院肿瘤医院

李佳艺　厦门大学附属第一医院

杨　弘　中山大学肿瘤防治中心

冷雪峰　四川省肿瘤医院

张伟杰　郑州大学第一附属医院

陈永顺　武汉大学人民医院

孟祥瑞　郑州大学第一附属医院

黄　伟　山东省肿瘤医院

康晓征　中国医学科学院肿瘤医院

鲁智豪　北京大学肿瘤医院

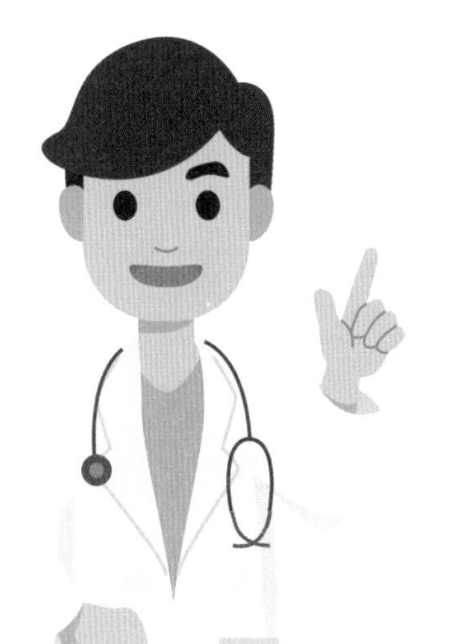

前言

食管癌是我国常见的恶性肿瘤之一，它的发病率和死亡率分别位列全部恶性肿瘤的第六位和第四位。我国食管癌的发病具有明显的地域差异，高发区主要集中在太行山脉附近。在组织学类型上，以食管鳞状细胞癌为主。在发病原因上，与患者的饮食和生活习惯密切相关。

食管癌的治疗方式有手术治疗、化学药物治疗（简称“化疗”）、放射治疗（简称“放疗”）、中医药治疗等，近些年，分子靶向治疗、免疫治疗新药的出现和发展显著延长了食管癌患者的生存时间。同时，免疫治疗及靶向治疗中的新药、新的联合治疗方案的出现，也给广大患者在疾病认知方面带来了新挑战。

在此背景下，中国临床肿瘤学会（CSCO）患者教育专家委员会食管癌专家组携手《中国医学论坛报》，组织了全国食管癌临床一线中青年专家，编写了这本《中国临床肿瘤学会患者教育手册——食管癌》。本书在内容上，涵盖了食管癌的检查、诊断、治疗、全程管理、就诊医院及科室选择等多方面内容；在形式上，以问答为主；在语言上，力求通俗易懂，辅以简明生动的图表、患者故事等特色形式。希望通过本书，能够让我国食管癌患者、家属及陪护人员更好地认识食管癌从就诊到治疗的各环节内容，树立积极的心态、接受规范化的综合治疗。

在健康中国战略提出的时代背景下，本书的出版将有助于提升我国食管癌的一级预防效率，提高患者早诊率，优化多学科综合治疗流程，从而为健康中国建设作出贡献。

本书的编写得益于各位编者的辛苦付出，在此向大家致以诚挚的感谢。希望本书的出版能够切实帮助中国食管癌患者！

王　峰

2023 年 9 月

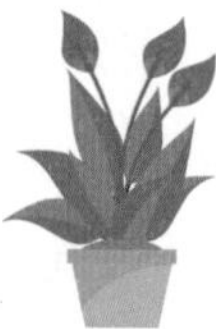

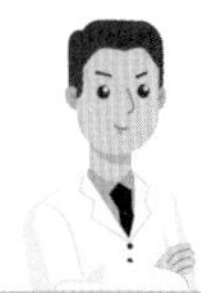

目录

第一章 认识食管癌

第二章 食管癌就诊指导

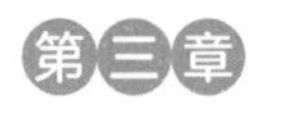

第三章 食管癌的检查和诊断

第四章 食管癌的治疗

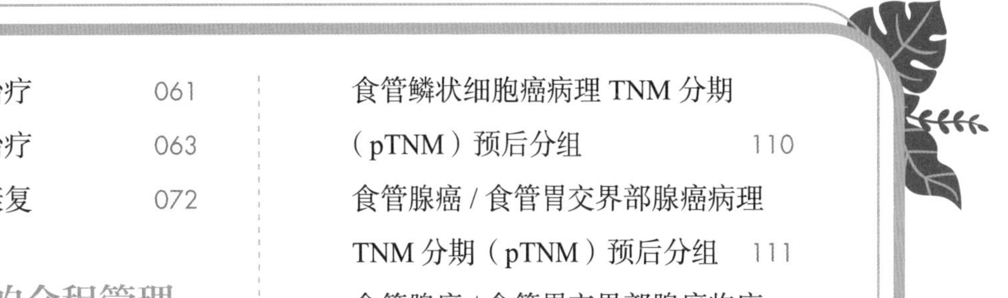

第五章 食管癌的全程管理

附录

第一章

认识食管癌

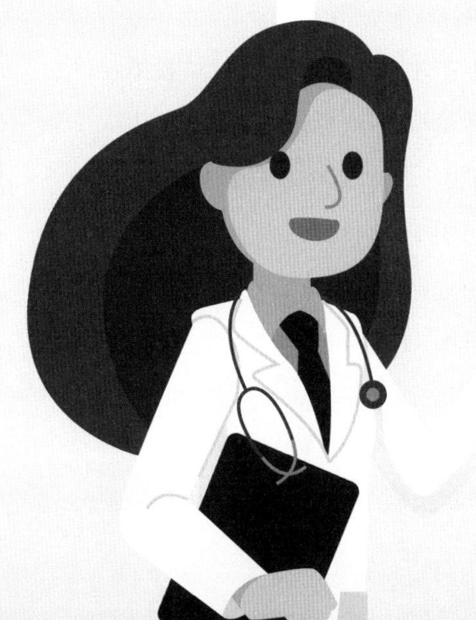
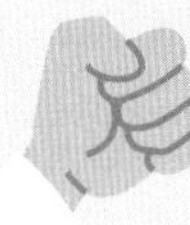

当得知自己或家人被诊断为食管癌，您一定会感到震惊和困惑：食管癌是什么病？为什么会得这种疾病？食管癌严重吗？能治愈吗？

本章将讲述食管为什么会癌变，食管癌有哪些症状和类型，不同类型食管癌的预后如何。对食管癌患者来说，掌握这些知识无疑会为获得理想的治疗打下坚实的基础。

什么是食管

食管是人体消化系统的一部分，食物和液体通过这样一个中空的、肌肉发达的通道，可以由口到达胃中。

一旦食管出现损伤、异物、炎症或肿瘤，就会存在食物咽下困难的现象。

根据所处位置及相邻器官，食管可以分为颈段、胸上段、胸中段、胸下段及食管胃交界部。

什么是食管癌

食管癌是发生于食管黏膜上皮的一类恶性肿瘤。中国是食管癌高发国，发病率及死亡率分别列全部恶性肿瘤的第六位和第四位。食管癌的发病在我国有明显的地理聚集现象，高发区主要集中在太行山脉附近（河南省、河北省、山西省以及山东泰安、济宁和菏泽），以及安徽省、江苏苏北地区，四川南充、盐亭，广东汕头、福建闽南等地。男性发病率高于女性，农村人口发病率高于城市人口。

食管壁有 4 层结构，分别是黏膜、黏膜下层、肌层和外膜。食管癌通常从黏膜开始生长，逐渐扩展到黏膜下层、肌层和外膜。

食管癌主要分为两种病理类型，即食管鳞癌和食管腺癌。在我国，多数食管癌属于鳞状细胞癌（简称“鳞癌”）。

食管癌的危险因素有哪些

食管癌是多因素疾病，其发生往往是环境

因素和遗传因素综合作用的结果。

亚硝胺类化合物和真菌毒素

食管癌的首要病因为亚硝胺类化合物和真菌毒素，它们多存在于霉变的食品中，炭烤、腌制或烟熏等烹饪方式也会产生该类物质。

不良饮食习惯及食管慢性刺激

食用酸菜、不按时就餐、进食过快过烫、喜食刺激性强的食物，具有上述不良饮食习惯的人群比其他人群更易患食管癌。引发食管慢性炎症的一些疾病，如反流性食管炎、食管憩室、食管贲门失弛缓症、食管腐蚀性损伤、食管狭窄等均是引起食管癌的危险因素。

营养因素

摄入动物蛋白（肉、蛋、奶）不足，缺乏维生素 A、维生素 B_2、维生素 C 等微量元素也会增加患食管癌的风险。

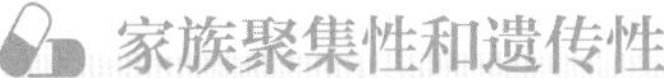

家族聚集性和遗传性

研究发现，食管癌家族史可以增加 3 倍患食管癌的风险。一级亲属［指一个人的父母、子女以及兄弟姐妹（同父母）］中若患有食管癌，则本人食管癌的相对风险可增加 2.3 倍。

如何预防食管癌

改变饮食习惯

尽量避免进食久存变质、腌制、烟熏的食物；戒烟酒，避免食用过烫及粗糙食物，避免过快进食。

注意营养均衡，适当补充微量元素

适当补充微量元素以及蛋白质，如瘦肉、鸡蛋、奶、豆制品等。

莫忽视食管癌的先兆症状

食管癌的发生发展不是朝夕之事。凡是40岁以上的中老年人，具有高危因素，近期出现吞咽困难、胸骨后疼痛或不适等一种或多种先兆症状时，应及时就医。

哪些人需要进行食管癌筛查

推荐将40岁作为食管癌筛查的起始年龄，至75岁或预期寿命小于5年时终止筛查。

对于符合筛查年龄的人群，如合并下列任意一项危险因素，则为筛查目标人群：出生或长期居住于食管癌高发地区；一级亲属中有食管癌病史；患有食管癌癌前疾病或癌前病变；有头颈部肿瘤病史；合并其他食管癌高危因素，如热烫饮食、饮酒（每日酒精摄入量≥15g）、吸烟、进食过快、室内空气污染、牙齿缺失等。

如何进行食管癌筛查

推荐每1～3年对高危人群进行一次胃镜筛查，医生会利用内镜下食管黏膜碘染色法判断肿瘤存在的可能性。若发现浅表性病灶，则可通过活体组织检查（简称“活检”）进行病理学评估。

巴雷特食管和反流性食管炎会发生癌变吗

巴雷特食管

正常食管黏膜为鳞状上皮，胃黏膜为腺上皮，但有时食管下段的鳞状上皮会转变成与胃黏膜相同的腺上皮，这种情况称为巴雷特（Barrett）食管。通常情况下，巴雷特食管不会发生癌变，只有极少数存在癌变的潜能。

反流性食管炎

反流性食管炎是由胃、十二指肠内容物反流入食管引起的食管炎症性疾病。中老年、肥胖、吸烟、饮酒及精神压力大的人群是反流性食管炎的高发人群。反流性食管炎极少发生癌变，但严重时可引起食管糜烂、溃疡、出血、瘢痕，造成重度食管不畅，常被误诊为食管癌，通过内镜活检可进行鉴别诊断。

食管癌如何转移

肿瘤转移是指恶性肿瘤细胞从原发部位，通过淋巴、血管或体腔等途径，到达其他部位继续生长的过程，主要包括以下三种方式。

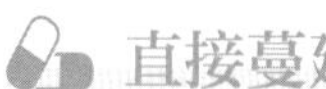

直接蔓延

食管癌主要通过直接蔓延的方式逐渐浸润整个食管壁或向食管管腔内生长。当肿瘤生长突破食管壁最外层的外膜后，可累及周围的组织器官。

淋巴转移

浸润的肿瘤细胞穿过淋巴管壁，脱落后随淋巴液到引流区域淋巴结，涉及颈部、胸部和腹部，主要表现为淋巴结肿大。

血行转移

肿瘤细胞进入血管，随血流转移至远隔部位。食管癌最常见的转移部位是肝（约占 1/4），其次是肺（约占 1/5），再次是骨。

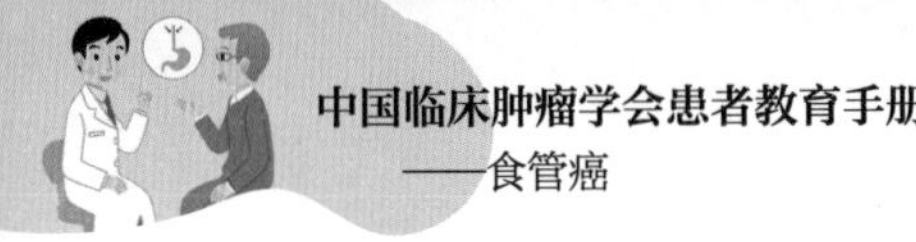

食管癌患者的常见症状有哪些

早期症状

早期食管癌症状常不明显，但在吞咽粗硬食物时可能有不同程度的不适感，患者仍可照常饮食。常见的早期症状有以下几种。

吞咽停滞感或哽噎感，大口进食和进食干硬食物时明显。

咽部有压榨、干燥的感觉，饮水并不能缓解。

吞咽异物感，或感到食物附着在食管上不能咽下。

胸骨后烧灼样、针刺样或牵拉摩擦样疼痛，在进食，尤其是在进食冷热刺激性食物时加重。

进展期症状

食管癌进展到中晚期，肿瘤组织可以累及食管全周、突入腔内或穿透食管壁，侵犯邻近器官，引起一系列临床症状。

进行性吞咽困难　首先是咽下干硬食物时出现吞咽困难，之后发展到咽下半流质食物时出现吞咽困难，最后进食流质食物时依然感到吞咽困难，水和唾液也无法咽下，并伴有进食呕吐，常吐黏液样痰。

吞咽疼痛　吞咽时咽部、胸部或上腹部存在烧灼痛、刺痛或钝痛，服用解痉药、黏膜保护剂时症状可能缓解。

食物反流　症状可在吞咽困难早期出现，但多发生于吞咽困难明显时，夜间或平卧时加重。呕吐成分以黏液和泡沫为主，呈蛋清样，有时混入血迹或食物残渣，偶尔有脱落坏死的肿瘤组织。

胸背疼痛 胸骨后、背部持续性隐痛、钝痛、烧灼痛，或出现沉重等不适感。

消瘦或体重下降 这是中晚期食管癌的常见症状。

上消化道出血 患者可发生呕血，但发生频率较低，出血量较少。

肿瘤部分组织向外侵犯和压迫引发的症状 患者可发生声音嘶哑、咳嗽、呼吸困难、进食和饮水呛咳等。

肿瘤转移引发的症状 淋巴转移主要表现为患者淋巴结肿大，最易触及的是颈部肿大的淋巴结；肝、肺、骨、肾上腺、脑及皮下是食管癌常见的血行转移部位，转移后患者可出现相应的临床表现。

食管癌患者可以长期生存吗

食管癌患者的生存时间主要取决于以下几个因素。

确诊时食管癌的分期

越早发现，分期越早，治疗效果越好，复发转移的概率越小，患者的生存时间越长。早期食管癌患者的 5 年生存率 > 90%。

治疗方法的选择

经过各项检查后，医生会根据患者的具体情况制订科学的、合理的治疗方案。按照医生的建议进行治疗，患者就有可能获得较好的治疗效果，进而延长生存时间。

治疗耐受度

很多因素会对食管癌患者接受相应治疗以及完成治疗计划产生影响，如是否患有其他疾病及病情的严重程度等，从而影响治疗效果，进而影响患者的生存时间。

免疫治疗为患者带来希望

免疫检查点抑制剂（主要为 PD-1/PD-L1 单抗）联合化疗用于晚期食管癌的一线治疗、单药用于晚期食管癌的二线治疗均已证明可为食管癌患者延长生存时间。卡瑞利珠单抗、帕博利珠单抗、纳武利尤单抗等 PD-1/PD-L1 单抗联合化疗用于食管鳞癌的一线治疗已经获得《中国临床肿瘤学会（CSCO）食管癌诊疗指南》推荐，部分晚期食管癌患者通过免疫治疗有望获得更长的生存时间。

第二章

食管癌就诊指导

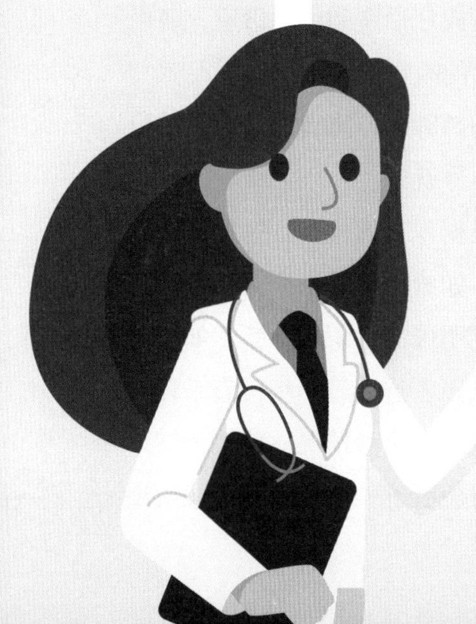

一旦被怀疑或确诊患有食管癌，患者和家属往往容易陷入混乱，甚至会延误治疗时机，造成不必要的损失。因此，明确食管癌的就诊流程十分重要。

本章将为大家介绍确诊食管癌前后，患者应该如何选择就诊的医院和科室，以及在就诊过程中需要注意的事项。

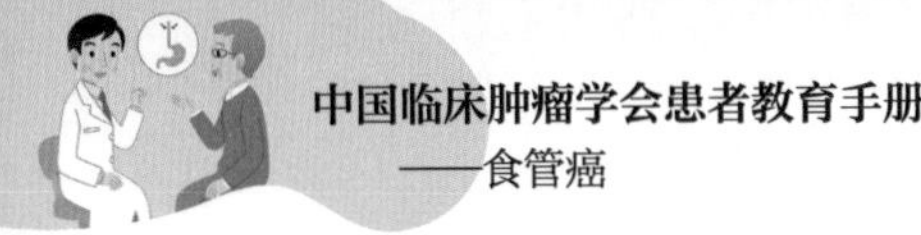

患者应该如何选择就诊医院

食管癌的诊治过程比较复杂，患者就诊时一定要选择正规的医院进行诊治。

在同一家医院诊治可以保证患者临床信息的统一和完整，如在放疗时，只有在同一家医院，相关影像学检查资料才能与放疗设备联网，保证放疗的精准性。

对于治疗效果的评估以及治疗后有无复发转移的判定，如果能够采用相同的技术在同一种设备上进行检查，则得到的检查结果更有助于医生对食管癌患者的病情作出准确判断。

因此，建议患者自始至终在一家医院进行诊断、治疗和复查。

患者应该如何选择就诊科室

肿瘤专科医院门诊一般按照肿瘤原发部位进行划分，如胸部门诊、腹部门诊、头颈门诊。

每个门诊又根据不同治疗手段设有相应诊室，如外科诊室、放疗诊室和内科诊室，各个诊室均有相应专业的高年资医生出诊。

食管癌属于胸部肿瘤，患者来到医院后应首先至胸部门诊挂号就诊。

门诊医生会根据现有的检查资料判断患者是否患有食管癌，如难以确诊，则会为患者安排胃镜检查以获取明确的组织学诊断；如能够确诊，医生会建议患者进行进一步检查来评估食管病变的发展范围和全身情况。待检查结果齐全后，医生会对患者下一步的治疗方案给出建议，并根据患者的具体情况及意愿决定是否安排其住院。

门诊就诊时患者需要准备哪些资料

门诊 / 急诊病历（包括其他医院的以及本院的）。

出院记录（出院小结）。

病理报告（内镜活检和 / 或手术病理）。

病理染色切片和白片（若在其他医院进行了病理检查，患者或家属可凭身份证向原检查医院借取）。

影像学检查结果和胶片。

再次就诊时患者需要做哪些准备

需要准备治疗期间进行的血常规、肝肾功能等检查资料；治疗期间进行的影像学检查资料，如 CT、彩色多普勒超声。

提前疏理相关症状的改变，如吞咽困难、疼痛及反酸症状有无改善；总结治疗相关不良反应，如发热、恶心、呕吐、指尖麻木等症状。

患者确诊食管癌后治疗过程是怎样的

方案制订

多学科诊疗（MDT） 治疗方案通常由一个治疗小组（即多学科团队）的所有医生讨论决定。多学科团队应由胸外科、肿瘤内科、放疗科、介入科、消化内科（内镜）、影像科、病理科、营养科的医生组成。

治疗方式选择

局部治疗 包括内镜治疗、手术治疗、放疗、光动力治疗。

全身治疗 包括化疗、免疫治疗、靶向治疗、参与临床试验以及对症和营养支持治疗。

随访

第1～2年，患者应每年复查3～4次；第3～5年，患者应每年复查2次；第5年后，患者应每年复查1次。复查项目包括血常规、肝肾功能、凝血功能、肿瘤标志物、胸部及上腹部CT、颈部及腹部超声、磁共振成像（MRI）、骨扫描（必要时）、上消化道造影、胃镜及超声胃镜（必要时）。

住院治疗的报销流程是怎样的

对于癌症患者来说，不仅治疗周期长，药物价格也比较昂贵，为了解决这一困境，国家出台了很多政策进行补助，我国的基本医疗保险可以分为城乡居民基本医疗保险、城镇职工医疗保险、新型农村合作医疗，三者报销流程几乎一致，现以城乡居民基本医疗保险报销为例进行简要说明。

门诊医生开出住院单后，患者或家属携带医保卡，缴纳住院押金，办理住院手续。

出院时，患者或家属到医院住院收费处办理出院费用结算，然后将下述材料整理到一起，前往医院医保办进行现场结算。需要准备的材料包括住院收费总清单、参保人的医保卡和身份证、出院诊断、出院小结（需要加盖公章）、住院病历复印件、发票等。

很多时候，癌症患者需要进行转诊治疗，如果医生建议转诊，患者或家属在拿到转诊证明后可以携带医保卡直接在转诊医院进行报销。由于各地的医保报销流程不完全一样，具体医保政策和报销流程可以咨询当地医保局。

患者进行抗肿瘤治疗时家属需要做什么

患者在进行抗肿瘤治疗的过程中，家属的支持和帮助至关重要。

沟通　和医生面对面就病情和治疗方案进行详细沟通，并在亲人之间传递有效信息。

抉择　协助患者充分了解治疗方案的获益和风险，结合经济状况，作出理性的治疗选择。

照顾　在治疗期间帮助患者调整饮食、营养、心理状态，对症状进行恰当管理。

陪伴　陪同患者完成治疗及随访事宜。

患者故事

李先生平时喜食热烫、辛辣食物，45 岁时自觉吞咽有哽噎停滞感，但并未在意。后来，李先生出现胸骨后疼痛，于当地医院门诊就诊，完善胃镜检查后医生考虑为食管癌。医生为其建立了诊疗档案，并建议李先生到肿瘤专科医院进行进一步诊治。

在家人的陪同下，李先生来到肿瘤专科医院，首先在胸部门诊挂号，医生通过诊疗档案中胃镜检查结果确诊为食管癌。完善实验室检查、影像学检查后，经胸外科医生评估判定为Ⅱ期食管鳞癌，可手术切除，李先生遂办理住院手续。在多学科诊疗团队的共同讨论下，医生为李先生制订了治疗方案，李先生进行了新辅助治疗联合手术治疗。手术很成功，待情况平稳后，李先生办理了出院手续，并在医生的指导下完成医保报销流程，节省了一大笔开销。

之后，李先生每 3 个月到门诊进行复查，现在距手术已经过去 2 年了，肿瘤无复发迹象。李先生时常感慨：“多亏了负责的医生和完善的诊疗制度帮助我战胜病魔，让我现在还可以正常生活。”

第三章

食管癌的检查和诊断

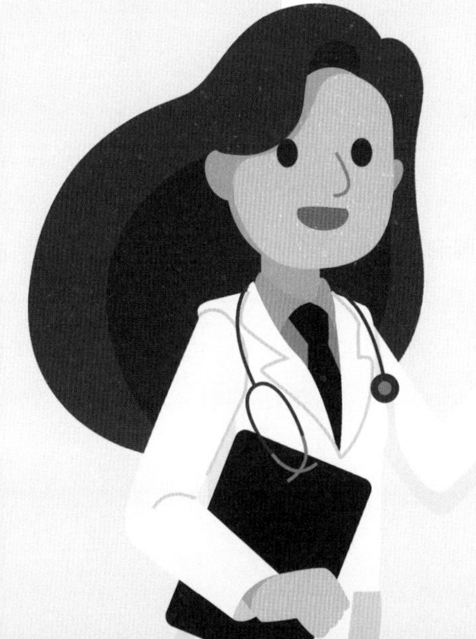

食管癌患者需要接受哪些检查，不同的检查项目又有哪些作用？本章将结合诊断流程图，向患者详细介绍与食管癌检查、诊断相关的内容，使患者能够更清晰地理解检查的作用和意义。

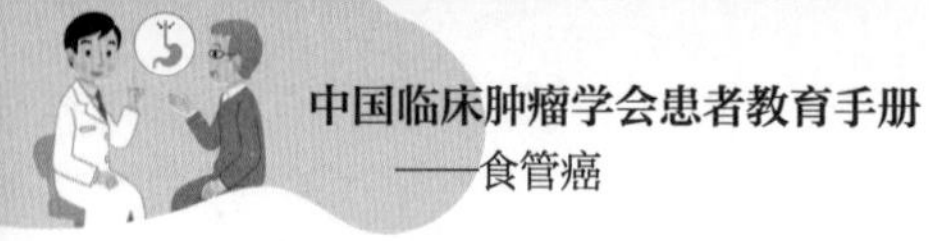

初诊时患者应该做哪些检查

<table>
<tr><th>检查类型</th><th>具体项目</th><th colspan="2">检查目的</th></tr>
<tr><td rowspan="5">血液生化检查</td><td>血常规</td><td rowspan="5">了解患者的一般情况，评估治疗耐受度</td><td rowspan="12">制订个体化治疗方案</td></tr>
<tr><td>肝肾功能</td></tr>
<tr><td>凝血功能</td></tr>
<tr><td>肿瘤标志物</td></tr>
<tr><td>病毒指标、血型</td></tr>
<tr><td rowspan="5">影像学检查</td><td>胸部及上腹部 CT</td><td rowspan="5">明确病变的发展范围和发展情况</td></tr>
<tr><td>颈部及腹部超声</td></tr>
<tr><td>磁共振成像（MRI）、骨扫描（必要时）</td></tr>
<tr><td>正电子发射计算机断层成像（PET-CT）（必要时）</td></tr>
<tr><td>食管 / 上消化道造影</td></tr>
<tr><td>内镜检查</td><td>普通胃镜及超声胃镜（病理及相关标志物检测）</td><td>明确诊断</td></tr>
<tr><td>身体功能检查</td><td>心电图、肺功能等</td><td>了解患者的全身状况</td></tr>
</table>

针对食管癌的影像学检查有哪些

食管 / 上消化道造影

如何检查　吞食硫酸钡混悬液（造影剂）后，通过硫酸钡经食管到达胃、十二指肠部位的造影过程来判断上消化道疾病情况。如怀疑有胃肠道梗阻、食管 - 气管瘘、食管 - 纵隔瘘、食管及胃肠道术后吻合口瘘等，禁止使用钡剂，应使用碘剂，如泛影葡胺、碘海醇。

优点　可直观评估食管癌的位置、长度、溃疡深度、穿孔风险及食管狭窄程度。

缺点　不能评估食管癌的侵犯深度和是否存在周围淋巴结转移。

患者准备　患者应空腹进行检查。后续如有 CT、胃镜等检查，须间隔 5 ~ 7 天以排空体内的硫酸钡。

计算机体层成像（CT）

如何检查　用 X 射线束对人体检查部位进行逐层扫描，通过计算机将这些图像组合成三维图像。肿瘤患者建议进行 CT 平扫 + 增强扫描。

优点　可以判断食管癌的位置、肿瘤浸润深度、肿瘤与周围组织及器官的相对关系、淋巴转移以及周围血管侵犯情况。

缺点　为解剖性影像学诊断，不能获得病理性诊断，因此难以分辨肿瘤的良恶性。

患者准备　患者应空腹至少 4 小时。口服二甲双胍等药物的糖尿病患者要停药 48 小时后再行 CT 检查，停药期间可在医生的指导下应用胰岛素控制血糖。

磁共振成像（MRI）

如何检查 将患者置于强磁场内，利用磁共振原理，提供清晰的人体组织图像。

优点 属于无创伤、无辐射的检查，对人体组织无放射性损害，也无生物学损害。对食管癌病灶局部组织结构显示优于 CT，能更有效地评估肿瘤分期。对诊断肝脏、颅脑、骨骼等远处转移灶的临床价值更高。

缺点 无法获得病理诊断。对肺部的检查效果不如 CT，对胃肠道病变的检查效果不如内镜。扫描时间长，检查过程中噪声较大。

患者准备 由于强磁场的原因，体内有铁磁性植入物或植入心脏起搏器的特殊患者不适合进行 MRI 检查。

超声检查

如何检查 使用含有一个或多个换能器的探头直接接触检查部位皮肤，利用体内各种器官和组织对超声的反射和减弱规律来诊断疾病。

优点 对肌肉和软组织显像良好，因此可应用于食管癌患者双侧颈区、锁骨上区淋巴结评估（N 分期）；在超声引导下可对表浅淋巴结进行穿刺活检获得病理学诊断；可用于晚期食管癌患者胸腔积液、腹腔积液的诊断及定位；目前未知有长期不良反应，一般不会造成患者不适。

缺点 对骨、脑、气体穿透性差，探查深度浅；图像无法完整保留，因此对操作者的技术水平要求很高。

患者准备 上腹部超声检查需要患者空腹

进行。

正电子发射计算机断层成像（PET-CT）

如何检查　CT与正电子发射体层成像（PET）的成像相结合，被称为正电子发射计算机断层成像（PET-CT）。PET使用少量的放射性物质（放射性示踪剂），医院中常使用氟代脱氧葡萄糖（FDG）。

人体不同组织的代谢状态不同，在高代谢的恶性肿瘤组织中葡萄糖代谢旺盛、聚集较多，这些特点能通过PET-CT的图像反映出来，进而对病变进行诊断和分析。

优点

灵敏度高：疾病早期，病变区的形态结构尚未呈现异常，MRI、CT还不能明确诊断时，PET-CT即可发现病灶并获得三维影像，还能进行定量分析，从而实现早期诊断。

特异性高：可以根据恶性肿瘤高代谢的特点判断病变的良恶性。

全身显像：一次性全身显像可获得全身各个区域的影像学信息。

缺点　肿瘤摄取放射性示踪剂的能力受患者血糖、呼吸和扫描条件的影响较大。通常不能显示直径< 5mm淋巴结的代谢。PET-CT价格较贵，检查时有辐射，不适合随访监测。

患者准备　合并糖尿病的患者检查前须将血糖控制在11.1mmol/L以下。检查后一定时间内患者身体带有辐射，故通常要求检查后24小时内避免接触孕妇、儿童，不去人员密集的场所。

针对食管癌的内镜检查有哪些

普通内镜

如何检查　普通内镜顶端带有灯光和摄像头，医生将其从患者口中插入至上消化道，通过显示器可以直观地观察食管病变情况。

优点　可评估食管癌原发病灶的大体分型，还可在内镜下取组织活检进行病理学检查，以明确诊断。

患者准备　检查前患者须空腹 4～6 小时，检查前一天晚饭应进食少渣易消化的食物。检查后 2 小时禁食、禁水，若取组织活检，禁食时间应延长至 4～6 小时，具体时间须听从检查医生的建议。无法耐受恶心的患者可选择无痛胃镜检查。

超声内镜

如何检查　超声内镜是内镜和超声相结合的消化道检查技术，将微型高频超声探头安置在内镜顶端，当内镜插入患者体腔后，在通过内镜直接观察消化道黏膜病变的同时，可利用内镜下的超声进行实时扫描，获得胃肠道的组织学特征及周围邻近脏器的超声图像。

优点　可以评估食管癌原发病灶的范围、侵犯深度，确定 T 分期；可以评估食管及腹腔干周围淋巴结受侵情况，确定 N 分期；可以在超声内镜引导下进行细针穿刺活检以获得病理学诊断，确定淋巴结性质；可以鉴别消化道的隆起是黏膜下肿瘤还是壁外病变压迫所致。在肿瘤浸润深度及壁外淋巴结肿大的诊断方面，超声内镜检查的准确性优于腹部 CT 等影像学检查。

患者准备　检查前患者须空腹4～6小时，检查前一天晚饭应进食少渣易消化的食物。检查后2小时禁食、禁水，若取组织活检，禁食时间应延长至4～6小时，具体时间须听从检查医生的建议。无法耐受恶心的患者可选择无痛胃镜检查。

患者在什么情况下需要进行支气管镜检查

如何检查　将细长的支气管镜经口或鼻置入患者的下呼吸道，直接观察气管和支气管的病变，并根据病变进行相应的检查和治疗。

有何作用　如存在气管-食管瘘或风险较大时，可在支气管镜下放置覆膜的气管支架。通过超声支气管镜对气管、支气管旁的淋巴结进行穿刺活检，可以明确淋巴结的性质。

适合的患者　适用于疑似肿瘤侵犯气管/支气管的患者，明确肿瘤是否侵犯气管、是否存在气管-食管瘘的风险。

食管癌患者治疗前为什么需要进行心肺功能检查

心功能检查

心电图　评估患者的心脏状况，排除心肌梗死等急性心脏疾病。同时，心电图也是进行胃镜、手术前的必备检查。

心脏彩色多普勒超声检查　可以进一步评估患者的心脏功能，评价患者对放疗、化疗、手术等治疗的耐受性。

肺功能检查

评估患者有无通气功能障碍，以及通气功能障碍的性质和程度。评估手术的安全性和患者的耐受性。评估胸部放疗的安全性和患者的耐受性。

食管癌的诊断流程是怎样的

明确一般情况

通常，医生会安排患者先进行一般情况检查，如血液学检查、大小便常规、心电图检查。

确定分期

为了确定分期，需要进行CT、MRI、PET-CT、食管造影、超声等影像学检查。

确定病理类型

为了确定病理类型，需要进行内镜检查、组织病理学检查。

进一步评估治疗耐受程度

为了进一步评估患者的治疗耐受程度，医生会根据具体情况为患者安排支气管镜检查、心肺功能检查。

什么是食管癌TNM分期

被诊断为食管癌后，患者往往非常关心病情的严重程度、后续的治疗以及生存时间，而这些问题需要通过分期来判定。

肿瘤分期用来描述肿瘤的增长速度和扩散范围。医生会根据肿瘤分期来制订相应的检查和治疗方案。由国际抗癌联盟（UICC）与美国癌症联合会（AJCC）联合制订的恶性肿瘤TNM分期标准是目前国际上应用最广泛的肿瘤分期标准。

TNM 分期是根据肿瘤的三个关键要素来划分肿瘤的侵犯程度及病期的早晚。T（tumor，肿瘤）指肿瘤的侵犯深度，N（nodes，淋巴结）指肿瘤周围淋巴结的转移程度，M（metastasis，转移）指肿瘤有无发生远处转移。

食管癌 TNM 分期的“T”“N”和“M”有何具体含义

T 分期分为 1 ~ 4 期，用以描述肿瘤在食管壁上的生长距离，数字越大，代表肿瘤越大，如果无法确定食管黏膜是否有肿瘤，则用 X 表示。

肿瘤转移是指恶性肿瘤细胞从原发部位，经淋巴、血管或体腔等途径到达其他部位继续生长的过程，明确肿瘤是否已经转移是制订治疗方案的重要依据。淋巴结是淋巴细胞定居和产生适应性免疫应答的场所，是食管癌转移的主要部位，其淋巴引流区域涉及颈部、胸部和腹部。N 分期分为 1 ~ 3 期，用以描述淋巴转移情况，数字越大，代表转移的淋巴结数目越多，如果无法确定是否有淋巴结转移，则用 X 表示。M 分期分为 M0 期和 M1 期，描述肿瘤是否发生转移（扩散），如果无法确定是否发生转移，则用 X 表示。

分期		含义
T	Tx	原发肿瘤不能确定
	T0	无原发肿瘤证据
	Tis	重度不典型增生(增生的上皮细胞形态和结构出现一定程度的异型性,但还不足以诊断为癌)
	T1a	肿瘤细胞已经开始在食管内生长,还未突破黏膜
	T1b	肿瘤在黏膜生长并进入黏膜下层
	T2	肿瘤已经进入食管壁的肌层
	T3	肿瘤已经进入食管壁的外膜
	T4a	肿瘤生长已经突破食管全层并侵犯邻近脏器(可切除),如胸膜、心包、奇静脉、膈肌或腹膜
	T4b	肿瘤生长已经突破食管全层并侵犯邻近重要脏器(不可切除),如主动脉、椎体或气管
N	Nx	不能确定区域淋巴结转移情况
	N0	无区域淋巴结转移
	N1	1 ~ 2 枚区域淋巴结转移
	N2	3 ~ 6 枚区域淋巴结转移
	N3	≥ 7 枚区域淋巴结转移

续表

分期		含义
M	M0	无远处转移
	M1	有远处转移

食管癌是如何分级的

异型性是恶性肿瘤重要的组织学特征，其实质是肿瘤分化程度的表现，反映肿瘤组织在组织结构和细胞形态上与其来源的正常组织细胞间不同程度的形态差异，表示肿瘤的恶性程度。肿瘤异型性的大小用肿瘤的分级（grading，G）来表示。

分级	含义
G1（高分化）	分化良好，肿瘤细胞接近相应的正常发源组织，恶性程度低
G2（中分化）	组织异型性介于 G1 和 G3 之间，恶性程度居中
G3（低分化）	分化程度较低，肿瘤细胞和相应的正常发源组织区别较大，为高度恶性

食管癌是如何分段的

临床分段	具体描述
颈段食管	内镜下距门齿 15 ~ 20cm
胸上段食管	内镜下距门齿 20 ~ 25cm
胸中段食管	内镜下距门齿 25 ~ 30cm
胸下段食管	内镜下距门齿 30 ~ 40cm

食管癌 TNM 分期的类型有哪些

分期	前缀	具体描述
临床分期	cTNM	通过临床检查、影像学检查、实验室检查和穿刺活检等手段确定的肿瘤分期
病理分期	pTNM	在开展手术治疗过程中，通过病理学检查证实肿瘤的性质，通过手术探查确定肿瘤的侵犯范围；pTNM 通常较 cTNM 更为准确
治疗后病理分期	ypTNM	用于接受新辅助治疗后的肿瘤病理分期

以食管癌cTNM分期为例说明食管癌的分期

食管癌的cTNM分期根据T（原发灶）、N（淋巴结）、M（转移灶）、食管癌病理分级（G）、食管原发部位分段等因素综合判断。

ⅠA期

特征
肿瘤位于食管壁第一层
食管肿瘤附近及远处的淋巴结没有转移
分化程度为高分化,或分化程度无法确定
肿瘤位于食管的上段、中段或下段(任何位置)

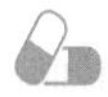

ⅠB期

<table>
<tr><th>特征1</th><th>特征2</th><th>特征3</th></tr>
<tr><td>肿瘤位于食管壁第一层</td><td>肿瘤已进入食管壁第二层</td><td>肿瘤已进入食管壁第二层</td></tr>
<tr><td>分化程度为中分化或低分化</td><td>分化程度为高分化、中分化、低分化或分化程度无法确定</td><td>分化程度为高分化</td></tr>
<tr><td colspan="3">食管肿瘤附近及远处的淋巴结没有转移</td></tr>
<tr><td colspan="3">肿瘤位于食管的上段、中段或下段(任何位置)</td></tr>
</table>

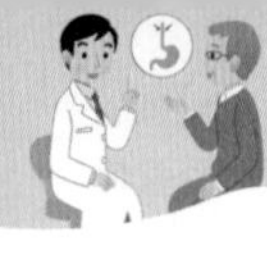

ⅡA期

<table>
<tr><th>特征 1</th><th>特征 2</th><th>特征 3</th></tr>
<tr><td>肿瘤已经进入食管壁第三层</td><td>肿瘤已进入食管壁第四层和外层</td><td>肿瘤已进入食管壁第四层和外层</td></tr>
<tr><td>分化程度为中分化、低分化或分化程度无法确定</td><td>分化程度可以是任何级别</td><td>分化程度为高分化</td></tr>
<tr><td>肿瘤位于食管的上段、中段或下段(任何位置)</td><td>肿瘤位于食管下段</td><td>肿瘤位于食管的上段或中段</td></tr>
<tr><td colspan="3">食管肿瘤附近及远处的淋巴结没有转移</td></tr>
</table>

ⅡB期

<table>
<tr><th>特征 1</th><th>特征 2</th><th>特征 3</th><th>特征 4</th></tr>
<tr><td>肿瘤已经进入食管壁第一层或第二层</td><td colspan="3" rowspan="2">肿瘤已进入食管壁第四层和外层
食管肿瘤附近及远处的淋巴结没有转移</td></tr>
<tr><td>附近有1～2枚淋巴结转移,无远处淋巴结转移</td></tr>
<tr><td>分化程度可以是任何级别</td><td>分化程度为中分化、低分化</td><td>分化程度无法确定</td><td>分化程度可以是任何级别</td></tr>
<tr><td>肿瘤位于食管的上段、中段或下段(任何位置)</td><td>肿瘤位于食管的上段或中段</td><td>肿瘤位于食管的上段、中段或下段(任何位置)</td><td>肿瘤在食管的位置无法确定</td></tr>
</table>

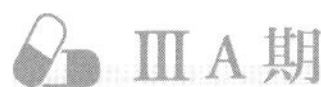

ⅢA期

特征 1	特征 2
肿瘤已经进入食管壁第一层	肿瘤已进入食管壁第二层
附近有 3 ~ 6 枚淋巴结转移，无远处淋巴结转移	附近有 1 ~ 2 枚淋巴结转移，无远处淋巴结转移
分化程度可以是任何级别 肿瘤位于食管的上段、中段或下段（任何位置）	

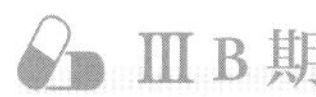

ⅢB期

特征 1	特征 2	特征 3
肿瘤已经进入食管壁第三层	肿瘤已经进入食管壁第四层和外层	肿瘤通过食管壁生长到食管周围组织内
附近有 3 ~ 6 枚淋巴结转移，无远处淋巴结转移	附近有 1 ~ 6 枚淋巴结转移，无远处淋巴结转移	附近有 0 ~ 2 枚淋巴结转移，无远处淋巴结转移
分化程度可以是任何级别 肿瘤位于食管的上段、中段或下段（任何位置）		

Ⅳ A 期

特征 1	特征 2	特征 3
肿瘤通过食管壁生长到食管周围组织内	肿瘤通过食管壁生长到身体的重要部位	肿瘤可以生长到食管的任何层面
附近有 3 ～ 6 枚淋巴结转移，无远处淋巴结转移	附近有 0 ～ 6 枚淋巴结转移，无远处淋巴结转移	附近有 ≥ 7 枚淋巴结转移，无远处淋巴结转移
分化程度可以是任何级别 肿瘤位于食管的上段、中段或下段（任何位置）		

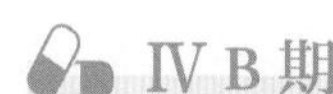

Ⅳ B 期

特征
肿瘤可以生长到食管的任何层面
食管肿瘤附近及远处的淋巴结任何数量的转移
肿瘤已经出现远处转移

食管癌的分子诊断有哪些

表皮生长因子受体 -2

表皮生长因子受体 -2（Her-2）是一种位于细胞表面的蛋白，由 *HER-2* 基因表达生成。*Her-2* 基因的过表达不仅与肿瘤的发生发展相关，还是重要的临床治疗监测及预后指标，是肿瘤靶向治疗的重要靶点。

曲妥珠单抗是作用于 Her-2 受体细胞膜外部分的单克隆抗体，通过与 Her-2 受体细胞膜外区结合，阻断下游肿瘤细胞信号传导，从而发挥抗肿瘤作用。如果食管腺癌患者的病理检查提示 *Her-2* 阳性，医生会推荐患者在化疗的基础上加用靶向药物曲妥珠单抗。

PD-L1

以程序性死亡受体 1（PD-1）免疫检查点抑制剂为代表的免疫治疗在食管癌治疗领域取得了巨大进展，并逐步改写着全球食管癌的治疗模式。但仅有部分食管癌患者能从免疫治疗中显著获益，因此如何筛选出 PD-1 抑制剂的潜在获益人群是目前医生们面临的重大挑战。食管癌程序性死亡受体配体（PD-L1）蛋白表达水平与 PD-1 抑制剂的疗效密切相关，是目前最重要的疗效预测标志物。

对拟采用 PD-1 抑制剂治疗的食管鳞癌患者，推荐在肿瘤组织中评估 PD-L1 表达 CPS 评分。PD-L1（22C3）检测试剂盒已经获批用于食管鳞癌，作为帕博利珠单抗治疗的伴随诊断，以 CPS ≥ 10 分作为阳性标准。PD-L1 蛋白表达检测可作为伴随诊断指导 PD-1 抑制剂（帕博利珠单抗）在晚期食管癌中的治疗决策。PD-L1 蛋白表达检测可协助筛选其他 PD-1 抑制剂的潜在获益人群及接受 PD-1 抑制剂治疗非晚期食管癌的潜在获益人群。

错配修复 / 微卫星不稳定性

微卫星不稳定性（microsatellite instability，MSI）表现为同一微卫星位点（短串联重复 DNA 序列）在不同个体之间或者同一个体的正常与异常组织之间重复单位的数量不同。造成 MSI 的主要原因是 DNA 错配修复（mismatch repair，MMR）功能缺陷。

DNA 错配修复（MMR）系统由一系列特异性修复 DNA 碱基错配的酶组成，它们能够查出并纠正 DNA 复制及损伤过程中出现的碱基错配。MMR 系统基因的失活会导致个体自发突变率明显增加，进而导致 MSI，造成细胞增殖分化异常和肿瘤的发生。

MMR 蛋白检测　免疫组织化学方法检测四种常见 MMR 蛋白（MLH1、MSH2、MSH6、PMS2）的表达。任何一种蛋白表达缺失为错配修复缺陷（dMMR），四种蛋白表达均缺失为错配修复功能完整（pMMR）。

MSI 检测　根据五个微卫星检测位点的检测结果分为微卫星稳定（MSS）、微卫星低度不稳定（MSI-L）、微卫星高度不稳定（MSI-H）。一般而言，dMMR 相当于 MSI-H，pMMR 相当于 MSI-L 或 MSS。

检测 MMR 或 MSI 的目的在于确定患者是否适合使用免疫检查点抑制剂治疗。如果患者为 MSI-H 或 dMMR，并不意味着使用免疫检查点抑制剂进行治疗是绝对获益的，医生会权衡每位患者的整体情况决定是否应用免疫治疗。

患者故事 1

张大爷今年 63 岁，平时爱喝酒，基本每次吃饭都要喝上二两（相当于 100g）酒。他吃饭比较急，喜欢吃烫食，有多年慢性胃炎病史，父亲因食管癌去世。

在社区组织的防癌筛查活动中，张大爷根据风险评估做了上消化道肿瘤筛查，胃镜显示食管上面有个隆起的肿块，取出一块组织送病理检查，经病理检查确诊为食管鳞癌。到肿瘤医院住院后，张大爷进行了血液学检查、大小便常规检查、心电图检查，同时还进行了 CT 增强扫描。医生还建议张大爷进行超声内镜检查，以便明确肿瘤长到哪一层、范围有多大以及是否有邻近的淋巴结肿大。超声内镜检查发现张大爷的病灶浸润到肌层，属于 T2 期，骨扫描排除了骨转移，医生判断张大爷的肿瘤分期是 T2N0M0，幸好发现得比较早，没有淋巴结和其他器官转移，于是手术切除了肿瘤组织。

现在距离手术已经过去 3 年了，张大爷定期复查并没有发现食管癌复发和转移的迹象。张大爷感慨道："感谢国家免费防癌筛查的好政策，让我能够早期发现问题。"

患者故事 2

陈阿姨从春天开始总是觉得上腹部发胀，吃馒头有时候会噎住，但喝水能冲下去，她以为是胃炎，在药店里买了些胃药服用，腹胀的情况虽见好转，但吞咽困难的症状反而更重了，吃烂面条也不那么顺畅了。

陈阿姨来到医院做了上消化道造影，发现食管下段有肿物。进一步做了胃镜和病理检查，诊断为食管癌，超声内镜提示肿瘤侵犯外膜。随后陈阿姨又做了颈胸上腹部 CT 增强扫描，显示纵隔、腹腔和锁骨上淋巴结转移，骨扫描排除了骨转移。

陈阿姨的肿瘤分期是 T3N2M1，由于存在锁骨上淋巴结转移，无法进行手术，但是没有远处转移，因此选择了根治性同步放化疗，治疗后陈阿姨吞咽困难的症状明显改善。

目前陈阿姨已经进行了 4 个周期的化疗，复查显示治疗效果不错。陈阿姨现在要做的就是改正不良的饮食习惯，定期复查，笑面生活。

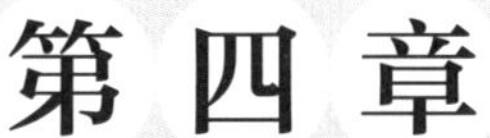

食管癌的治疗

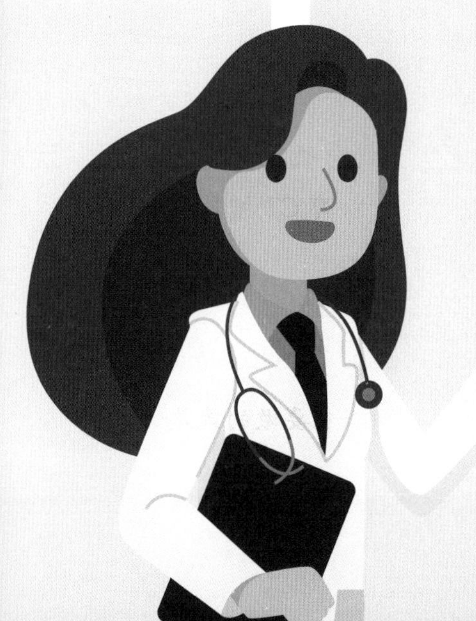

食管癌的治疗方式包括手术治疗、放疗、化疗、靶向治疗、免疫治疗等，医生会根据患者的肿瘤分期、身体状况、个人意愿等多种因素来制订治疗方案。

患者要坚定信心，和医生共同努力，抗击病魔。

食管癌有哪些治疗方式

医生会根据肿瘤的范围、患者的身体状况，参照规范化治疗指南及患者和家属的意见，选择一种或几种治疗方式，以便能够获得最大疗效（长期生存）和最小不良反应。

治疗方式	具体描述
局部治疗：直接作用于肿瘤局部或周边组织的治疗方式	内镜下微创手术
	手术切除
	放疗
全身治疗：通过口服、静脉注射和肌内注射等给药方式，药物经由血液循环输送至全身，从而发挥抗肿瘤作用	化疗
	靶向治疗
	免疫治疗
	中药治疗
	对症、营养支持治疗

食管癌的内镜治疗

什么是内镜下微创治疗

借助内镜在直接窥视下或在荧光屏显像监视下操作特制器械进行治疗的方法被称为内镜下微创治疗。

内镜下微创治疗的优势有哪些

手术创伤较小；围手术期并发症风险较低；患者术后康复速度快；医疗经济学效益较高；长期预后与根治性食管癌切除术近似。

内镜下微创治疗适合哪些患者

推荐 TNM 分期为 cTisN0M0 的患者进行内镜下微创治疗，包括食管黏膜重度异型增生、肿瘤细胞未突破黏膜、无脉管瘤栓或神经侵犯、无食管周围区域淋巴结转移的情况。

方式		具体描述
内镜下食管黏膜切除治疗	内镜下黏膜切除术（EMR）	先通过黏膜下注射将食管黏膜下层与固有肌层分离，然后利用不同的方法切除局部隆起的食管黏膜病灶，从而在内镜下将食管黏膜病灶整块或分块切除
	内镜下黏膜剥离术（ESD）	在进行黏膜下注射后，使用特殊电刀逐渐分离黏膜层与固有肌层，将病变黏膜及黏膜下层完整剥离

续表

方式		具体描述
内镜下非食管黏膜切除治疗	射频消融术（RFA）	利用电磁波的热效应发挥治疗作用，使肿瘤组织脱水、干燥、凝固坏死，可用于治疗不能耐受外科切除术或拒绝手术的多原发、单病灶范围较大（累及全周管腔）的食管癌癌前病变或早期食管癌患者
	光动力疗法（PDT）	利用特定激光激发选择性聚集于肿瘤组织的光敏剂，产生单态氧，导致肿瘤坏死，可用于处理大面积早期多灶病变

食管癌的手术治疗

什么是手术治疗

食管癌根治术是通过手术切除肿瘤及其周围组织、清扫区域淋巴结，以达到根治的目的。

手术治疗适合哪些患者

手术切除是治疗食管鳞癌的主要手段，通常只适用于尚未出现远处转移的食管癌患者。手术方式分为常规开胸手术（经食管裂孔切除）和胸/腹腔镜下微创外科手术。在选择治疗方式时，医生会考量肿瘤的进展程度、患者的身体情况、患者及家属的意愿等因素以决定是否进行手术治疗及选择何种手术方式。

如何选择手术方式

医生在制订手术方案时会将食管癌患者的疾病情况（包括累及部位与临床分期）、是否存在合并症及体力状态、术者习惯等因素进行综合考量。可选择传统开放式手术、腔镜辅助或机器人辅助手术。术式可分为以下三种，即McKeown食管癌切除术（经右胸游离食管+经上腹游离胃+颈部吻合术）、Ivor Lewis食管癌切除术（经上腹游离胃+经右胸游离食管+胸内吻合术）和Sweet食管癌切除术（经左胸游离食管+经膈肌游离胃+胸内或颈部吻合术）。

什么是开胸手术

开胸手术，顾名思义就是要打开胸腔，通过十几厘米到二十几厘米的切口逐层切开皮肤、脂肪、肌肉，然后切断肋骨，从而打开胸腔进行手术。手术操作主要是彻底切除食管肿瘤，规范清扫淋巴结，最后重建消化道。

食管癌根治术的主要外科术式包括Sweet手术（左侧胸部切口）、Ivor-Lewis手术（上腹部切口+右侧胸部切口）和McKeown手术（左颈部+右胸部+上腹部切口）三种术式。不同术式有不同的适应人群，每一种术式都可以采用开胸的方式完成。

什么是胸/腹腔镜手术

开胸手术在外科设备、手术器械的不断进步下，逐步演变为更加微创的手术方式，即胸/腹腔镜手术。

通过伸入患者胸/腹腔内的摄像设备将患者体内的解剖结构清晰地显示在显示屏上，再操纵器材完成手术。利用胸/腹腔镜光学系统的放大作用，可以让术者更加清楚地辨识解剖结构，用镜头探及开放手术下肉眼无法探及的部位，从而利于肿瘤组织的切除、淋巴结的清扫和手术的精细操作。

与传统开放式手术的最大区别是，腔镜辅助手术时术者不需要在直视下完成手术，通过几个直径 1cm 的操作孔即可完成手术。更小的切口创伤能给患者带来更快的术后康复和更好的生活质量。

什么是机器人辅助手术

随着科技的发展，在大型医疗中心引入了达芬奇机器人系统，这种机器人辅助手术属于胸 / 腹腔镜食管癌手术。机器人的机械臂更高的稳定性、更高的光学放大倍数等带来更多的手术操作优势，但对主刀医生和手术团队的技术要求也会更高。

如何根据手术切缘的病理结果判断是否为根治性切除

R0 切除　切缘无肿瘤组织残留。

R1 切除　显微镜下可见切缘存在肿瘤组织残留。

R2 切除　术中医生肉眼可见在食管肿瘤部位或周围淋巴结切缘有肿瘤组织残留。

患者故事

老王和老张是好兄弟，二人常常一起吸烟、喝酒。非常不幸，在长期不良习惯的诱导下，二人同时罹患食管癌。老王经常体检，每年都会做一次胃镜，食管虽然出了问题，但还好发现得比较及时。老张不听劝，总觉得自己身体倍儿棒，直到吃东西吞咽越来越困难才在亲戚朋友的劝说下做了胃镜检查，发现食管里的肿瘤都长成了“菜花”。

老王被初步确诊为早期食管癌，由于病变发现早，局部浸润深度在食管黏膜内，于是他按照医生的建议选择内镜黏膜下剥离术（ESD）根除了病灶。术后经过一段时间的休息很快就回归了正常生活，这次他下定决心戒烟戒酒。

老张就没有那么幸运了，由于拖延了病情，错失了最佳的治疗时机。经过医生系统、全面的检查，老张的食管癌分期为T3N1M0，于是医生建议老张采用新辅助治疗+手术的治疗方案。经过规范的前期治疗，老张终于等来了手术的机会。由于是局部晚期，伴随区域淋巴结转移，为了更彻底地切除病灶，规范地清扫淋巴结，同时能够更快地康复，医生建议老张行

McKeown 食管癌切除术。手术非常成功，老张于术后一周顺利出院了。在医生和护士的指导下，老张术后逐步恢复了饮食并进行了营养支持。老张定期来医院复诊，经过规范的食管癌全程管理，他最终战胜病魔，继续享受晚年生活。

食管癌的放疗

什么是放疗

放疗是一种利用高能射线的电离辐射作用来杀伤肿瘤细胞的治疗方法。放疗是食管癌综合治疗的重要组成部分，涉及术前新辅助治疗、术后辅助治疗、根治性治疗及姑息性治疗等。对于食管癌患者，放疗和化疗经常联合使用，称为同步放化疗。

常用的放疗技术有哪些

远距离照射　包括三维适形放射治疗（3D-CRT）、调强适形放射治疗（IMRT）、螺旋断层放疗技术（TOMO）、X 刀、伽马刀、射波刀等。

近距离照射　包括腔内放疗、术中放疗。

什么是精确放疗，精确放疗的优势有哪些

精确放疗可根据病变的具体形状、所在部位等在三维方向上制订放疗计划，可采取多角度照射，获得与病变形状相同的均匀的剂量分布，在提高肿瘤区域照射剂量的同时最大程度地减少周围正常组织或器官的照射剂量。临床上常用的精准放疗包括三维适形放射治疗（3D-CRT）和调强适形放射治疗（IMRT）。在三维适形放射治疗中，辐射光束与肿瘤的形状相匹配；调强适形放射治疗不仅可以从多个角度将多个辐射束对准肿瘤，且每一个辐射束的强度都是不同的，因此更精确，更有利于避开重要器官。

精确放疗的优势包括提高放疗的控制率；降低放疗的不良反应；在延长患者生存时间的同时有效改善了患者的生存质量。

什么情况下需要进行放疗或同步放化疗

综合患者年龄、身体状况、是否合并其他基础疾病、是否要求手术以及肿瘤的分期，医生可能选择不同的综合治疗模式，其中就可能用到包括术前新辅助放化疗、术后辅助放疗、根治性放化疗以及姑息性放疗中的任意一种甚至两种。对于食管癌患者来说，上述放疗模式都有可能用到。

术前新辅助放化疗 适用于cT1～2N1～3M0或cT3～4aNanyM0的食管癌拟行手术者，可提高肿瘤完整切除率；30%～50%的患者经新辅助放化疗后肿瘤完全消失。新辅助放

化疗能够减少局部复发及远处转移率，延长患者的总生存时间。

术后辅助放疗或同步放化疗　适用于术后经病理学评估为 R1 或 R2 切除（非根治性切除）的患者以及术后病理虽然评估为 R0 切除（根治性切除），但病理分期为 T4（肿瘤已穿透食管全层并侵犯周围组织器官），或术后病理证实存在区域淋巴结转移的患者（此类患者复发、转移风险较高）。

根治性放化疗　适用于颈段食管癌或靠近颈段的上段食管癌患者以及不适合手术、不能手术、拒绝手术的患者。

姑息性放疗　适用于术后局部复发、晚期食管癌合并食管梗阻、广泛性淋巴结转移、合并远隔脏器转移（肺、骨、脑等），经全身系统性药物治疗后评估疾病稳定或退缩的患者。

放疗的治疗流程是怎样的

定位　患者应根据医生建议空腹或饮水/造影剂。选择合适的模具进行体位固定（真空负压袋、面罩、体膜等）。医生会在患者的体表画标记线进行标记，然后进行 CT、MRI 或 PET-CT 扫描，扫描后的图像会传输到放疗计划系统中供医生勾画靶区时使用。放疗期间患者需要始终保持与定位时相同的体位。

靶区勾画　医生会根据患者的具体情况在放疗计划系统中的 CT、MRI 或 PET-CT 等图像上将需要放疗的位置进行标记，即勾画靶区。

计划设计　医生勾画靶区后会制订患者放疗的次数、每次放疗的剂量，和对周围正常器官剂量的限制条件，交给放射物理师。物理师会根据医生的要求设计出放疗计划，双方对计划进行评估并验证。

照射 放疗时患者采用与定位时相同的体位和固定模式固定在治疗床上。通过激光灯与患者体表的标记进行对位，通过移床将需要放疗的病灶移动到治疗的位置后开始放疗。整个治疗期间患者都需要保证体表的标记线清晰准确。

患者须保持体重相对稳定，如果放疗的靶区包括上腹部，放疗时为减少胃部的照射剂量，医生可能会告知患者尽量饮水充盈胃部，且饮水量应尽量与定位时保持一致。

放疗需要多长时间

放疗前的准备工作一般需要 5 ~ 10 个工作日。治疗一般持续 6 ~ 8 周，具体放疗次数根据放疗目的不同而不尽相同，具体放疗次数可询问主管医生。一般每周放疗 5 次（周一至周五每天 1 次，周末休息），每次放疗时间为 5 ~ 10 分钟。

根治性放疗时整个疗程较长，一般在放疗 20 ~ 23 次后会进行大孔径 CT 复位，修正靶区后继续放疗。

新辅助放疗结束后可以马上进行手术吗

在术前放疗期间，原发肿瘤部位会出现水肿，因此在放疗刚结束时进行影像学复查可能出现肿瘤增大的假象。放化疗反应通常不会在治疗刚结束时就立即缓解，部分患者甚至在治疗结束后的 1 ~ 2 周之内症状还会加重。建议患者在放疗结束后休息 4 ~ 8 周，待肿瘤部位

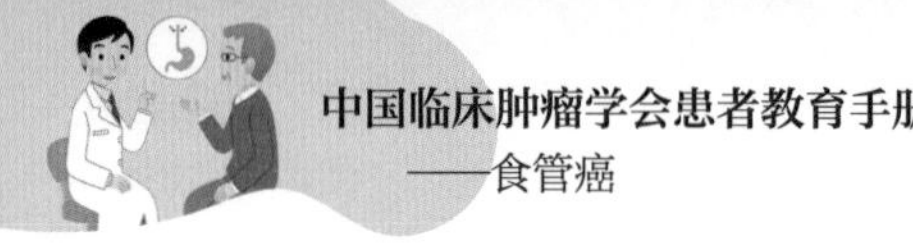

水肿消退、放化疗反应消失、体力和营养状况恢复后再进行手术。

放疗期间有哪些注意事项

保护身体的标记 放疗期间患者要保持体表的标记点、标记线清晰准确，如有不清楚应及时描记。

加强营养 放疗期间患者应保持营养均衡，注意“三高一低”原则，即高膳食纤维、高蛋白、高热量、低脂。无高血压、糖尿病和痛风等内科疾病的患者，可食用鸡、鱼、肉、蛋、牛奶、蔬菜、水果等。具有上述基础疾病的患者，应在医生的指导下安排日常饮食。

温和饮食 患者不要吃过干、过硬的食物及辛辣刺激的食物，应进食清淡的软食或流食、半流食以减少对食管黏膜的刺激。

营养支持手段 治疗中患者如果出现无法进食的情况，可尝试置入营养管，也可通过口服肠内营养补充剂、静脉输液等方式补充营养。

抽血检查 治疗期间患者要定期监测血常规，如果出现白细胞水平降低，可通过口服或皮下注射粒细胞集落刺激因子来提升白细胞水平，如出现Ⅲ度以上的白细胞减少（白细胞 $< 2\times10^9$/L），除“升白”治疗外，可能还需要暂停放疗，或根据情况治疗其他相关并发症。

患者故事

李阿姨今年68岁，一年前因吃饭阻挡感经检查诊断为局部晚期食管癌（cT3N1M0），医生制订的治疗方案是新辅助放化疗。

放疗前医生用真空负压袋制作了模具固定李阿姨的放疗位置，并在她身上画了3个十字线做标记，叮嘱李阿姨保持标记清楚。每次放疗时医生都会根据李阿姨身上的标记调整人体、模具和放疗设备的位置。李阿姨每次放疗的时间大约3分钟，做了23次放疗和2个周期的化疗后进食哽噎的症状有了明显改善。

休息6周之后李阿姨做了手术，术中发现肿瘤已经完全消失，达到病理学完全缓解。经过一段时间的恢复，李阿姨已经能够正常进食，只需要定期复查即可。

食管癌的光动力治疗

什么是光动力治疗

光动力治疗（PDT）是用特定波长的光照射肿瘤部位，使选择性聚集在肿瘤组织的光敏药物活化，引发光化学反应，从而导致肿瘤组织坏死。

光动力治疗的优势有哪些

光动力治疗对靶组织及损伤程度的可选择性，减轻了对正常组织的损伤，具有创伤小、适用性强、可辅助治疗、可重复治疗、无耐药性、可消灭微小病灶、保留重要器官功能等优点。

光动力治疗适合哪些患者

对于早期食管癌患者，光动力治疗能达到治愈的临床疗效。对于中晚期食管癌患者，光动力治疗能达到缓解食管梗阻、控制病情和延长生存时间的目的，是一种安全、有效的姑息性治疗方法。

光动力治疗还可以与放疗、化疗、免疫治疗等联合，尤其适合高龄或身体无法耐受手术、放疗、化疗等治疗的患者。对于放化疗后或术后肿瘤复发造成食管梗阻者，可应用光动力治疗减轻食管梗阻的症状。

光动力治疗的治疗流程是怎样的

制订治疗计划　治疗前患者需要常规进行胃镜检查以明确肿瘤范围和大小，制订相应的光动力治疗计划。

是否需要麻醉　对于有基础疾病的患者，如高血压、心脏病，或精神高度紧张者，可选择静脉麻醉。

治疗准备 首先注射光敏剂，48 ~ 72 小时后于内镜直视下进行光动力治疗，光动力治疗前患者须禁食 8 ~ 12 小时。

清除坏死组织 初次照射后 24 小时需要复照者，治疗前需要清除坏死组织。

复照 根据肿瘤的大小和部位初步确定照射剂量，再根据具体病灶情况适当调整照射剂量。

避光 光动力治疗后患者体内的光敏剂尚未代谢完全，需要注意避光。

光动力治疗有哪些不良反应

光过敏反应 主要表现为皮肤被紫外线照射后出现的暴露部位晒伤样改变，如红斑、丘疹、风团，伴有瘙痒或灼痛，重者可出现糜烂、渗出、水疱等，后期可能出现色素沉着。

胸骨后疼痛 早期源自治疗区域组织反应性充血水肿，后期则由肿瘤组织坏死脱落后合并感染所致。

发热 常为低热，与肿瘤组织坏死引起的全身炎症反应有关。

食管穿孔与食管瘘 当肿瘤侵犯食管壁全层时，易导致肿瘤组织完全坏死脱落，发生食管穿孔与食管瘘。

食管瘢痕狭窄 与治疗后组织损伤引起的炎症反应及之后局部发生的纤维化有关，多次光动力治疗及既往接受放疗、化疗者食管瘢痕狭窄的发生率会增加。

光动力治疗后有哪些避光建议

治疗后第 1 周 患者的皮肤和眼睛对紫外

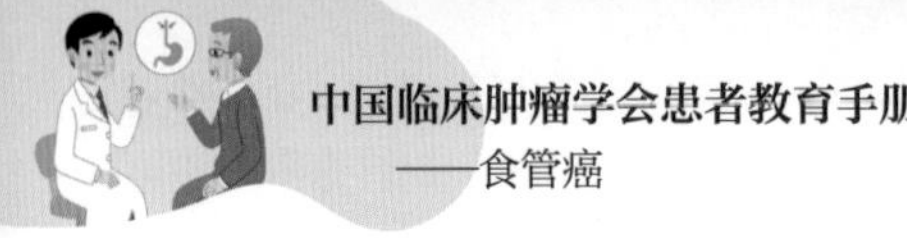

线十分敏感，需要采取严格的避光措施。患者应留在暗室，暗室内可使用一个60W以下的黄炽灯。患者佩戴墨镜，确保安全距离在2米以上时，患者可适当观看电视，限制电脑和手机的使用。

治疗后第2周 患者的眼睛和皮肤对明亮的光线仍十分敏感，仍需要继续佩戴墨镜并避免直接暴露于阳光下。治疗后第2周，药物处于代谢过程中，应逐渐增加室内光线照射亮度，直至恢复至正常室内照明状态。确保安全距离在2米以上时，患者可适当观看电视，仍应限制电脑和手机的使用。

治疗后第3~4周 患者的皮肤对光线尚有一定敏感性，需要避免强烈阳光直射和室内强光照明，可在夜晚外出活动，如必须白天出行，建议阴天出行或避开光线最强时段，佩戴墨镜（透光率 < 4%）、手套、宽边帽，穿着长袖衬衫、长裤和袜子。尽管普通室内光线无害，但仍应避免通过窗户直接照射的光线，需要挂窗帘或躲在阴影内。

治疗30天后 患者需要进行光敏感试验，可将手放在一个开口直径为2cm的纸袋内，阳光下照射10分钟，如果在24小时内出现皮肤肿胀、发红或水疱，则应继续避光2周，之后重新进行测试；如果在24小时内皮肤无上述反应，可逐渐恢复阳光接触。可尝试第1天暴露于阳光下15分钟，如无异常反应，逐步增加暴露时间。初期建议避开阳光最强时段（上午十点至下午两点之间），3个月内禁止进行日光浴及眼部检查。

食管癌的系统性药物治疗

什么是系统性药物治疗，常用的治疗领域有哪些

系统性药物治疗是一种以控制肿瘤细胞播散为目的的治疗方式，在食管癌的治疗中占有重要地位。近年来，随着分子靶向治疗、免疫治疗新药的出现和发展，系统性药物治疗在食管癌综合治疗中的作用前景变得更为广阔。

目前，药物治疗在食管癌中主要应用领域包括针对局部晚期患者的新辅助治疗和辅助治疗，以及针对晚期患者的化疗、分子靶向治疗和免疫治疗。

新辅助治疗 新辅助化疗有利于肿瘤降期、消灭全身微小转移灶，并观察肿瘤对该化疗方案的反应程度，指导术后化疗。对于食管鳞癌，可手术切除的局部晚期患者可考虑进行新辅助化疗，包括 cTis ~ 2N1 ~ 3M0 或 cT3 ~ 4aNanyM0 期颈、胸段食管癌。可手术切除的局部晚期食管下段及食管胃交界部腺癌推荐围手术期化疗或新辅助化疗，包括 cTis ~ 2N1 ~ 3M0 或 cT3 ~ 4aNanyM0 期或可疑 cT4b 期食管胃交界部腺癌。

术后辅助治疗 食管鳞癌根治性术后是否常规进行辅助化疗仍存在争议，对于存在高危因素（T4a 及 N1 ~ 3 期）的患者可考虑行辅助化疗或放化疗。对于术前行新辅助化疗并完成根治性手术的食管下段及食管胃交界部腺癌患者，术后可沿用原方案进行辅助化疗。对于术前接受过新辅助放化疗的食管癌和食管胃交

界部癌（包括鳞癌和腺癌）患者，在根治术后如未达到病理完全缓解，接受纳武利尤单抗治疗 1 年可显著延长无病生存时间。辅助治疗一般在术后 4 周以后开始。

复发 / 转移性食管癌的药物治疗　对初诊晚期转移性食管癌患者，如能耐受，可行系统性药物治疗。转移性食管癌经全身治疗后出现疾病进展，可更换方案治疗。对根治性治疗后出现局部复发或远处转移的患者，如能耐受，可行系统性药物治疗。

食管癌患者系统性药物治疗前需要做哪些评估

评估肿瘤情况　通过病理和细胞学明确病理类型，通过病史、体格检查、影像学检查明确疾病的范围、发展趋向，以确定治疗目标。治疗前应行影像学评估，视具体情况将其作为基线资料，方便治疗后对比疗效或长期随访。

评估患者身体条件　患者应当一般状况良好，ECOG PS 评分 0 ~ 1 分。治疗开始前 1 周内行血常规、肝肾功能、心电图等检查。心、肝、肾和造血功能无明显异常。血常规中性粒细胞绝对值 $\geqslant 1.5 \times 10^9$/L、血小板 $\geqslant 80 \times 10^9$/L、HGB ≥ 80g/L 可考虑治疗。

评估合并疾病情况　患者应无活动性消化道穿孔出血、胃肠梗阻、肺栓塞、休克等严重并发症。若合并非肿瘤性发热，体温应 < 38℃。如患者合并心、肺或其他慢性内科疾病，可根据病情进行相关检查，如心肌酶谱、脑钠肽、24 小时动态心电图、超声心动图、肺功能检查等。

什么是化疗、常用的化疗方式有哪些

化疗是化学药物治疗的简称，即使用静脉输液或口服化疗药物进行治疗，达到控制或根治肿瘤的目的。食管癌最常用的化疗方案以铂为基础，铂类药物包括顺铂、奈达铂、卡铂、奥沙利铂等，在食管鳞癌中顺铂应用最为广泛，其联合方案包括氟尿嘧啶联合顺铂，紫杉醇联合顺铂、白蛋白紫杉醇联合顺铂、长春瑞滨联合顺铂，其中以紫杉醇或白蛋白紫杉醇联合顺铂的方案临床应用较多。

常见的化疗方式包括新辅助化疗、辅助化疗、同步放化疗、姑息性化疗。

已经转移的食管癌患者还有必要接受化疗吗

在临床上，食管癌转移是一种常见情况，化疗是晚期食管癌患者首选的治疗方法，通过化疗能杀伤机体的肿瘤细胞，控制其继续扩散转移，达到改善症状、延长生命的目的。

目前的化疗药物种类很多，医生会根据患者的具体情况制订不良反应少、疗效较好的方案，体质弱、年龄大、进食少、难以耐受常规化疗等已经不再是化疗的壁垒。

为什么要按周期进行化疗

肿瘤细胞的生长是有周期的，细胞群中一部分细胞处于增殖期，处于这个时期的肿瘤细胞对化疗药物较为敏感；另一部分肿瘤细胞处于静止期（也被称为休眠期），处于这个时期的肿瘤细胞对化疗药物不敏感。

化疗需要按周期进行，通过一次化疗对体内增殖活跃的肿瘤细胞进行杀伤后，需要等待一段时间，当之前处于静止期的细胞进入增殖期后再次进行化疗，以获得更好的疗效。

食管癌患者一般需要进行几个周期的化疗，每个周期需要间隔多久

对于食管癌来说，化疗次数并不是固定的，更不是越多越好，而是要根据患者的病理分型、疾病分期、治疗目的和体质等因素决定。新辅助化疗一般为 2 ~ 3 个周期。辅助化疗和姑息性化疗可以进行 4 ~ 6 个周期。同步化疗联合放疗可以采取每周化疗的方式。

食管癌化疗的次数是越多越好吗

化疗存在不良反应，身体状况好的患者，建议化疗次数要足够；如果身体较虚弱，医生会严格控制化疗的次数和药物的剂量，达到既能控制肿瘤，又能够保障患者生活质量的目的。

同样是食管癌患者，使用的化疗药物为何不同

食管癌有很多种病理类型，如鳞癌、腺癌、小细胞癌、癌肉瘤，病理类型不同，选择的化疗方案也不同。同时，医生会根据患者身体的一般状况、基础情况、合并症以及化疗药物可能导致的不良反应进行选择。

食管癌的化疗效果如何评价

患者应在化疗前进行全面检查，明确肿瘤的位置、大小和分期。化疗后通过影像学检查，发现肿瘤缩小或消失是化疗有效的确切证据。患者症状改善，如吞咽困难症状减轻、食

欲好转或体重恢复等，也是化疗有效的表现。

化疗后多久可以看到疗效

不同肿瘤的化疗起效时间不同，这与肿瘤的生长速度、转移、血液供应、生长方式等特点及肿瘤对化疗药物的敏感性有关。

食管癌患者的化疗起效时间通常为 2 ~ 3 个周期后（1 ~ 2 个月），因此在一般情况下，患者需要在化疗后 1 ~ 2 个月时进行影像学检查以评估化疗效果。

为什么同样的化疗方案对不同患者疗效不同

不同患者的身体情况以及肿瘤情况存在很大的差异，肿瘤原发灶和转移灶也存在异质性，所以不同患者对化疗的反应往往存在很大差异。

不同病理类型和不同恶性程度的食管癌患者对化疗的反应会有所不同。在患者能耐受的情况下，足量化疗更有可能获得较好的疗效，剂量偏低的化疗有效率也偏低。给药间隔时间对疗效亦有影响，剂量密度高更容易获得较好的疗效。

什么是免疫治疗

程序性死亡分子受体（programmed cell death protein-1,PD-1/CD279）是重要的免疫检查点，通过与其两个配体 PD-L1（B7-H1/CD274）和 PD-L2（B7-DC/CD723）作用来抑制 T 细胞的活化及细胞因子的产生。

免疫检查点本是人体免疫系统中起保护作用的分子，起类似刹车的作用，防止 T 细胞过度激活导致炎症损伤等。肿瘤细胞利用人体免疫系统的这一特性，通过过度表达免疫检查点分子（PD-L1），抑制人体免疫系统反应，逃脱人体免疫系统的监视和杀伤。

目前临床上研究和应用较广泛的免疫检查点抑制剂包括PD-1、PD-L1和CTLA-4单抗，通过抑制免疫检查点活性，释放肿瘤微环境中的免疫刹车，重新激活T细胞对肿瘤的免疫应答效应，从而达到抗肿瘤的目的。

哪些患者适合接受免疫治疗

目前临床中推荐转移性食管癌患者可以在一线治疗（初次治疗）和二线治疗（初次治疗失败后）中应用免疫治疗。《中国临床肿瘤学会（CSCO）食管癌诊疗指南2023》中推荐的免疫治疗药物有卡瑞利珠单抗、帕博利珠单抗、纳武利尤单抗、特瑞普利单抗、信迪利单抗、斯鲁利单抗以及替雷利珠单抗。

免疫治疗与化疗、放疗、靶向治疗等其他治疗方式联合使用往往具有协同增效的作用，成为目前研究的热门领域。

食管癌患者接受免疫治疗前需要做哪些准备

患者需要与医生充分沟通，了解免疫治疗潜在的不良反应风险，权衡利弊，谨慎选择；让医生了解自己的既往病史（如心血管疾病、感染性疾病、自身免疫性疾病等）及详细用药情况。自身免疫性疾病、病毒性肝炎、接受过造血干细胞移植或器官移植、有人类免疫缺陷病毒（HIV）感染史的患者是免疫治疗的潜在获益人群，在医生充分评估后可以接受免疫治疗。

医生会为患者选择相应的检查以评估其是否容易发生免疫相关不良反应，并向患者介绍免疫治疗的相关知识。

免疫治疗需要持续多久

针对晚期转移性食管癌患者，如果免疫治疗有效，医生经常会推荐进行维持治疗，以期达到长期控制肿瘤的目标。临床中常规推荐免疫治疗持续 2 年以上。针对食管癌根治术后的辅助治疗，推荐免疫治疗持续 1 年。

有无可以预测免疫治疗效果的客观指标

目前临床中常把 PD-L1 表达作为食管癌免疫治疗的预测指标，但部分 PD-L1 阴性患者也能从免疫治疗中获益，因此 PD-L1 表达的预测意义有限。其他可能具有预测意义的标志物包括肠道菌群、炎症因子表达和基因突变负荷等，但均须进一步研究验证。

为什么说免疫治疗开启了食管癌治疗的新时代

以 PD-1 抗体为代表的免疫治疗在晚期食管鳞癌二线治疗中取得了巨大成功。但 PD-1 抗体单药有效率低，而联合其他治疗方式，如化疗、放疗、靶向治疗，可以增加 PD-1 抗体的疗效，避免出现耐药，免疫治疗逐步走向联合治疗模式。随后的多项临床试验均证实 PD-1 抗体联合化疗可为晚期食管鳞癌患者带来良好的近期疗效和生存获益，晚期食管癌的一线治疗正式进入了联合免疫治疗的时代。

免疫治疗在晚期食管癌治疗中大获全胜后迅速进军围手术期治疗，新辅助化疗和术后辅

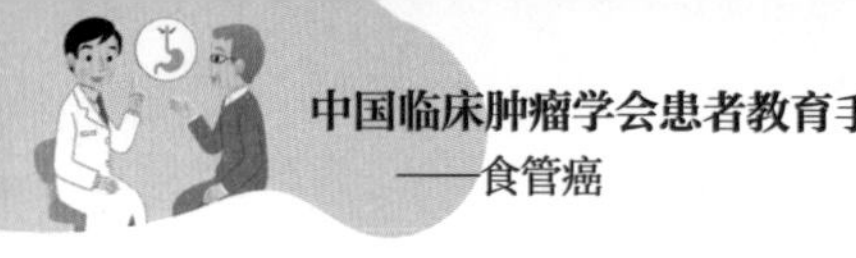

助免疫治疗均显示出良好的前景。

随着免疫治疗技术的飞速发展，以及我国多学科综合治疗水平的提高、高质量临床研究的开展，我国食管癌的治疗必将披荆斩棘，开启崭新的篇章。

什么是靶向治疗

作用于肿瘤细胞特定靶点的药物被称为分子靶向药物，用其治疗肿瘤的方法被称为分子靶向治疗。

食管癌患者可以进行靶向治疗吗

目前食管癌靶向治疗只推荐用于转移性食管癌患者，推荐的靶向药物包括抗血管生成药物（如安罗替尼、阿帕替尼和雷莫西尤单抗）、抗 *HER-2* 药物（如曲妥珠单抗、维迪西妥单抗）。

食管癌的临床试验

什么是药物临床试验

药物临床试验是指任何在人体（患者或健康志愿者）进行的药物系统性研究，以证实或揭示试验药物的作用、不良反应和/或试验药物的吸收、分布、代谢和排泄特征，目的是确定试验药物的有效性与安全性。

新药临床试验包括哪几个阶段

临床前期：提供临床转化依据。

Ⅰ期：探索耐受剂量范围，考查药代学特征。

Ⅱ期：在小样本同质人群中寻找药物最佳剂量。

Ⅲ期：在变异大的样本人群中验证药物最

佳剂量的有效性和安全性。

Ⅳ期：新药上市后由申请人进行应用研究。

参加药物临床试验有风险吗

任何医学活动都有风险，有些风险与药物的作用机制有关，有些风险与药物的剂量有关，有些风险与患者的身体条件有关（也被称为个体差异）。

风险的大小不能一概而论，有的不良反应发生率很高，但程度轻微，绝大多数人可以接受；有的不良反应非常罕见，但却可能致命。

参加药物临床试验会有获益吗

大多数参加药物临床试验的患者是有可能从新药使用中获益的，尤其是对于那些目前没有任何有效治疗方法的患者，这可能是他们非常宝贵的希望。

肿瘤的治疗仍是世界难题，为取得更好的疗效，目前国内外都在积极探索新的抗癌药物或方案，并积极开展临床试验。对符合相应条件的患者，全球各大指南均鼓励患者积极参加正规的临床试验。对于部分患者，多家国内外医学协会认为，参加临床试验是最好的治疗方式。

谁来保护参加药物临床试验患者的权益

药物临床试验一般会在医疗条件非常好的研究型医院进行，参与试验的医生护士都是经验丰富的专业人士。在设计试验方案时，他们会依据专业知识把风险控制在最小范围内，并在整个试验过程中竭尽全力保障受试者的安全。

药物临床试验并非随随便便就能开展的，而是需要符合伦理原则。简单地说，就是要权衡受试者和社会的预期风险和获益，只有当预期的获益大于风险时，才能实施或者继续临床试验，而这就需要伦理委员会来审查。伦理委员会的成员通常包括与研究不存在利益关系的医学 / 药学专家、律师、伦理学家和社区、患者代表，他们可以说是受试者的“娘家人”。在临床试验启动前，如果伦理委员会评估后认为该试验无法保障受试者的安全和权益，则该试验就无法开始。在临床试验过程中，如果发生损害受试者权益的事件，则该试验就会被伦理委员会随时叫停。

每一个发起临床试验的药企都必须对试验过程中发生的与试验有关的受试者健康损害问题负责。参与试验的医生会对这些损害给予积极妥当的治疗，治疗费用均由药企承担或由其所购买的保险承担，当需要按照法律法规进行经济补偿时，药企也会承担相应的责任。

只有经过了大量基础实验和动物实验，进行了足够的验证，对疗效和安全性均有十足把握时，药企才会开展临床试验。

为什么药物临床试验的受试者不是“小白鼠”

受试者当然不是“小白鼠”，因为受试者可以自主选择是否参与试验，在试验过程中也可以随时决定退出。整个试验过程会在研究医生、药企、各级监管部门极其严格的管理和监督下进行，目的既是为了保障受试者的利益不受侵害，同时也是为了保障从临床试验中得到真实可靠的数据。临床试验是新药研发的必经之路。如果没有药物临床试验，可以说就不会有任何新药和新的疗法造福于患者。参加药物临床试验的受试者为全人类的健康作出了贡献，是值得尊重的，是应该得到最大程度保护的。

食管癌的中医中药治疗

中医中药治疗具有哪些获益

手术联合中医中药治疗 改善机体免疫功能，增强体质，促进术后胃肠功能恢复，缓解术后并发症。

放疗联合中医中药治疗 改善机体免疫功能，增强体质，增强放疗敏感性和疗效，减轻放疗的不良反应。

化疗联合中医中药治疗 改善机体免疫功能，增强体质，减轻化疗的不良反应。

免疫治疗、靶向治疗联合中医中药治疗 减轻药物不良反应，对于不适合、不耐受或不接受手术、放疗、化疗等治疗的晚期食管癌患者，可以改善临床症状、增强体质、提高患者的生存质量。

中医中药治疗食管癌的原则主要有哪些

中医认为食管癌属噎膈范畴，辨病与辨证相结合、整体与局部相结合、扶正与祛邪相结合的治疗总纲应贯穿治疗全程。

中医中药治疗食管癌的常见误区有哪些

过分相信中医中药治疗的抗肿瘤效果 有些患者过分相信中医中药治疗食管癌的效果，认为它可以替代手术、放化疗、免疫治疗和靶

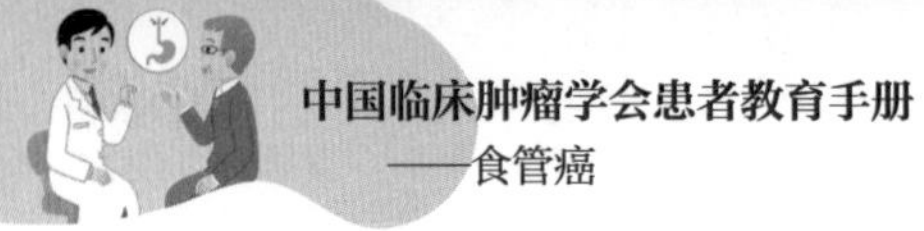

向治疗，最终延误最佳治疗时机，导致病情进展、恶化。目前，食管癌治疗应以手术、放化疗为主，联合中医中药治疗的目的在于提高患者的生活质量。

过分相信偏方或秘方 有些患者及家属病急乱投医，使用民间的偏方或秘方，这些非正规的药物可能含有大量毒性成分，可能会严重损害患者的健康。中医中药治疗讲究辨证论治、合理配伍，切勿滥用偏方或秘方治疗，以免产生严重的不良后果。建议患者到正规医院就诊，合理应用中医中药治疗。

认为中医中药治疗无毒副作用 有些患者及家属认为手术、放化疗对患者身体损伤大，相比之下中医中药治疗更温和，更容易接受。事实上，中药也有副作用，长期使用也会给肝肾功能带来损害。

患者故事

老李今年59岁，男性，3年前因进食哽噎感至医院就诊，诊断为ⅢB期食管癌，行食管癌根治术治疗。老李术后恢复顺利，行规律放化疗，同时结合中医中药治疗，使放化疗的不良反应减轻了不少。老李一直规律复诊，病情稳定，生活质量较生病前无明显变化。

食管癌的最佳支持治疗

食管癌患者为什么需要进行支持治疗

最佳支持治疗的目标是改善患者的生活质量，主要任务是缓解癌症本身和治疗导致的症状和并发症（如恶心、呕吐、疼痛、营养不良、心理障碍等），减轻食管癌患者的身心痛苦。最佳支持治疗应贯穿食管癌治疗的全过程，每一位食管癌患者都应该接受最佳支持治疗。

哪些情况需要接受最佳支持治疗

进食困难 进食困难的原因常为肿瘤导致的食管梗阻或食管动力障碍。有机会进行食管癌根治手术的患者应首选手术治疗。没有手术计划的患者可以选择放置食管支架（通过小手术或内镜将金属网状管状支架放入食管中，扩张食管以缓解症状）。

食管梗阻 首选胃/空肠造口置管，也可考虑食管内镜下球囊扩张、肿瘤消融治疗后带膜支架置入，或联合放化疗，旨在维持食管完全梗阻患者的每日营养摄入。

上消化道出血 患者出现呕血、大便发黑等症状时，应考虑上消化道出血的可能性。根据医疗条件及患者病情，医生应酌情选择内镜、介入、外科治疗等干预措施。医生会适当增加患者血常规的检查频率，并应用止血及抑酸药物干预，预防重度贫血和失血性休克的发生。

疼痛 早期食管癌患者症状不明显，吞咽食物时偶有胸骨后烧灼样、针刺样或牵拉摩擦样疼痛。当出现持续胸痛或背痛时，表明肿瘤已侵犯食管外组织。晚期患者根据转移部位可出现不同程度的疼痛。患者应及时与医生沟通疼痛情况，医生会根据具体情况选择不同的药物，更好地管理癌痛。

恶心、呕吐 医生会通过检查（消化道造影、内镜等）确定患者食管是否存在梗阻，根据具体情况选择不同的治疗方法，合理应用止吐药物。

营养不良 食管癌患者中营养不良的发生率较高，因此对每一位食管癌患者，医护人员都会进行营养状况评估，并选择不同的治疗方法。

如何管理食管癌患者的疼痛

正视疼痛，配合治疗 想要很好地管理癌痛，首先应该正视它，患者应及时与医生沟通疼痛情况，包括疼痛的位置、性质、持续时间、加重和缓解因素等。医生会根据具体情况进行三阶梯药物的选择和使用，以便获得更好的止痛效果，患者则需要遵医嘱服药。

轻度疼痛 医生会推荐患者服用解热镇痛药，如对乙酰氨基酚、布洛芬、阿司匹林。

中重度疼痛 医生会推荐患者服用阿片类镇痛药，如可待因、吗啡、羟考酮，还可以考虑联合应用解热镇痛药。

有必要对食管癌患者进行心理支持治疗吗

患者得知自己确诊食管癌后，可能会产生诸如绝望、焦虑、抑郁等痛苦心理，加重肿瘤相关症状（如疼痛和疲乏），从而进一步影响治疗效果，降低生活质量，甚至影响患者的生存时间。

心理支持治疗有助于减轻患者的痛苦心

理，提高治疗的配合度及治疗效果，提高生活质量。

如何对食管癌患者进行心理支持治疗

食管癌患者的心理支持治疗需要肿瘤专科医生、护理人员、精神科医生、心理治疗师、社会工作者及家属的共同参与，更需要患者本人的积极配合。

心理干预人员（一般为主管医生和精神科医生）首先会评估患者的心理状况和心理需求，根据评估结果制订干预计划并实施干预措施，整个干预过程须充分考虑患者对干预措施的接受程度。心理干预过程中参与患者心理干预的相关人员会观察患者心理痛苦的动态变化，调整干预计划。

营养不良有哪些表现

常见的表现有体重下降、贫血、乏力、恶病质（在 12 个月内体重减轻 ≥ 5% 或 BMI < $20kg/m^2$，伴有肌肉力量减退、乏力、厌食等表现）。患者可以通过症状以及日常膳食情况自评营养状况，大致判断自己是否需要接受营养治疗。

	1分	2分	3分	4分	5分
膳食自测	三餐清流食 无肉，缺油	三餐半流食 无肉，缺油	一餐正常普食 两餐半流食 基本无肉，少油	两餐正常普食 一餐半流食 少肉，少油	三餐正常普食 主食、肉、蛋、奶、菜、油脂充足

续表

<table>
<tr><th></th><th>1分</th><th>2分</th><th>3分</th><th>4分</th><th>5分</th></tr>
<tr><td rowspan="4">营养治疗原则</td><td>营养教育 ± 口服营养补充 ± 补充性肠外营养</td><td>营养教育 ± 口服营养补充 ± 补充性肠外营养</td><td>营养教育 ± 口服营养补充 ± 补充性肠外营养</td><td rowspan="4">营养教育 ± 口服营养补充 ± 补充性肠外营养</td><td rowspan="4">营养教育 ± 口服营养补充 ± 补充性肠外营养</td></tr>
<tr><td>早期肠内营养</td><td>早期肠内营养</td><td rowspan="3">早期肠内营养</td></tr>
<tr><td>管饲</td><td rowspan="2">管饲</td></tr>
<tr><td>全胃肠外营养</td></tr>
</table>

营养不良对食管癌患者的伤害有哪些

营养不良会增加治疗的不良反应、加速疾病进展、延长住院时间、延缓身体康复、增加医疗费用、降低患者的治疗效果和生活质量。

为什么要对食管癌患者进行营养支持治疗

对于接受手术、放化疗的患者，进行营养支持治疗可以预防和治疗营养不良或恶病质，提高对放化疗的耐受性与依从性，减少术后并发症及放化疗的不良反应，增强体质，促进机体恢复。对于终末期食管癌患者，营养支持治疗可以缓解症状、提高生活质量。

哪些食管癌患者需要接受营养支持治疗

食管癌患者的营养状态与预后密切相关，

因此诊疗初始阶段即需要重视患者的营养评估，营养评估是基线期综合评估的重要组成部分。营养评估包括营养风险筛查与营养评定两部分。

营养风险筛查 是应用营养风险筛查工具判断患者是否具有可能影响临床结局的营养相关风险的过程，目前临床常用营养风险筛查2002（NRS2002）等工具。患者入院后24小时内应由接受过培训的医生、营养师、药师及护师等应用NRS2002进行营养风险筛查。有营养风险者，需要针对性制订营养诊断与干预计划；无营养风险者，应于7日后再次进行营养风险筛查；择期手术者，营养风险筛查时间应提前至术前10日以上。

营养评定 是对有营养风险者进一步了解其营养状况的过程。营养评定又包括基本营养评定和营养不良评定两部分。基本营养评定是有营养风险者均需要接受的营养管理项目。评定内容包括营养相关病史、膳食调查、体格检查（身高、体质量等）、实验室检查（肝肾功能、血糖、血脂、电解质等）。营养不良评定涉及营养不良的诊断与分级；医生会遵照营养不良诊断标准共识（GLIM）、主观全面评定（SGA）、患者参与的主观全面评定（PG-SGA）等评定量表进行评定，再实施个体化营养支持治疗。

为什么强调早期、动态、全程、规范的营养支持治疗

多项研究表明，早期营养及心理支持治疗联合标准一线化疗对比单纯化疗可显著延长晚期食管癌患者的生存时间，显著降低患者的死亡风险，媲美甚至超越既往靶向治疗、免疫治

疗等新型药物治疗带来的生存获益。营养支持治疗是食管癌患者抗肿瘤治疗的基石，应该贯穿治疗的始终。

营养治疗的方式有哪些

肠内营养通路 因食管癌患者肠道消化功能正常，口服营养补充是食管癌患者肠内营养的首选方式。对存在中重度吞咽困难、严重放化疗食管黏膜炎等高危因素影响经口进食的患者，推荐管饲营养。如果预计管饲营养时间≤30天，推荐经鼻管饲。如果预计需要长期管饲（>30天），推荐经皮穿刺造瘘管饲。

肠外营养通路 分为经外周静脉及经中心静脉通路，需要综合考虑患者的病情、肠外营养液的渗透压、预计使用时间、血管条件和护理环境等因素进行合理选择。

营养治疗的实施方法应遵循五阶梯原则，当下一阶梯不能满足60%目标能量需求3～5天时，应该选择上一阶梯。

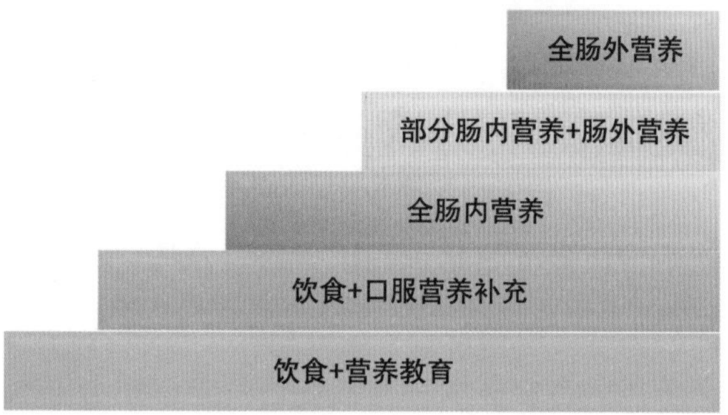

营养规范五阶梯治疗

在治疗过程中如何通过日常饮食预防营养不良

正常饮食为主，保证营养均衡摄入。以摄

取优质蛋白质、优质能量饮食为主，减少碳水化合物的摄入，加速身体蛋白质的合成及利用，有效增加肌肉质量，维持理想体重。每日能量需要按照 25～30kcal/kg 来估算，每日蛋白质摄入量按照 1.5～2.0g/kg 来估算。适量补充谷氨酰胺可减轻黏膜反应，促进修复。适当补充可以增加免疫因子的食物，增强体质。食管癌早期的营养补充很重要，目的在于减少肌肉的消耗，维持肌肉的含量与维持体重是食管癌患者的目标。

如何进行营养支持治疗的全程管理

治疗前期（体力储存期） 刚确诊食管癌时，患者可能会由于心情低落影响食欲，导致体力、体重下降。在治疗前，患者要尽可能保证饮食营养均衡，打好营养基础，只有这样才能在治疗期间有足够的体力。

治疗中期（手术、放化疗、靶向治疗、免疫治疗） 一般来说，营养支持治疗的大原则以摄取足够热量及优质蛋白质为主，有足够的营养才能帮助身体修复。热量 30～35kcal/kg；蛋白质 1.5～2.0g/kg。少量多餐，只要吃得下就尽量吃，如进食实在困难，可在餐间搭配点心补充营养。

治疗后期（体力恢复期）/追踪期（正规治疗后 5 年内） 健康及均衡饮食是治疗后期营养支持治疗的最高原则，摄入充足的热量、优质蛋白质、维生素、矿物质、植物化学物质、膳食纤维。目标是恢复理想体重、维持生活质量。

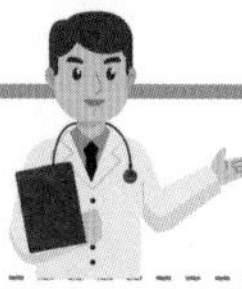

BMI 标准

BMI = 体重（kg）/ 身高（m）^{2}

低体重：BMI < 18.5kg/m^2

正常体重：BMI = 18.5 ~ 23.9kg/m^2

超重：BMI ≥ 24.0 ~ 27.9kg/m^2

肥胖：BMI ≥ 28kg/m^2

营养支持治疗是否会促进肿瘤生长

至今无任何临床研究显示营养支持治疗会导致肿瘤进展。美国和欧洲的肠外肠内营养支持指南（ASPEN、ESPEN）中也明确否定了这种假说。实际上，即使不进行营养支持，肿瘤仍能与机体竞争有限的营养物质，造成机体更快的消耗和恶化。相反，如果能够通过合理的营养支持改善营养状态，增强免疫功能，则可以抑制系统性炎症反应，抑制肿瘤生长。因此，选择合适的适应证进行营养支持治疗将使机体受益大于肿瘤受益。

营养支持治疗的选择误区

部分患者在选择营养支持治疗时存在两个误区。

太晚 只有在所有抗肿瘤治疗都束手无策时才考虑营养支持治疗，此时许多患者呈现出严重的恶病质状态，体内肿瘤负荷很大，营养支持治疗效果很差。

滥用 许多患者及家属对放化疗的不良反应过于恐惧，稍有食欲缺乏即要求接受静脉营养治疗，放化疗期间常预防性给予静脉营养。事实上，营养支持治疗如同放、化疗一样，都必须依据循证医学证据，严格掌握适应证，规范治疗并定期评价疗效，只有这样才能发挥最佳作用。

如何保证治疗期间患者的生活质量

吃 先吃饱，后吃好。“吃饱”指的是每日摄入的热量达标，“吃好”指的是营养素摄入比例合理。患者应根据自己的吞咽情况选择食物性状，无吞咽困难者可自由进食。有吞咽困难者可在专科医生及营养师的指导下制订适合自己的营养干预方案，如将食物打成匀浆、口服肠内营养补充剂、管饲肠内营养、部分肠内＋部分肠外营养、全肠外营养等。

喝 出现声音嘶哑、饮水呛咳要警惕喉返神经麻痹，患者应将这些症状告知医生，并尽可能吃浓稠食物，避免引起呛咳、吸入性肺炎。如呛咳严重请及时复诊，医生可能会安排相应检查，如消化道造影排除气管食管瘘等严重并发症。

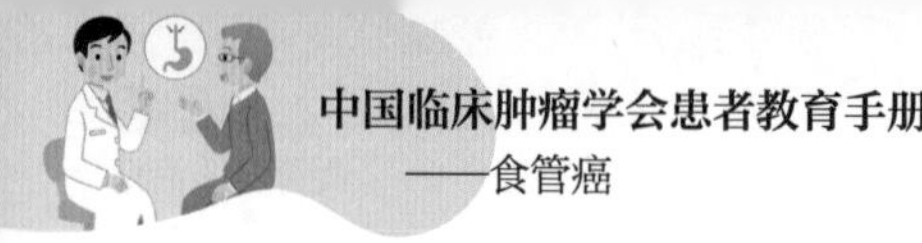

拉 患者应观察并记录每天的大便情况，据此了解自己的健康状况。如有异常，应及时告知医生。

撒 患者应留意排尿情况，如出现尿量增多或减少、尿色异常、频率增多等情况可与医生反馈，医生会根据具体情况寻找原因，及时处理。

睡 疼痛、心情等很多因素会影响夜间睡眠，从而影响生活质量。如患者存在睡眠障碍，可与医生说明，必要时寻求疼痛科、心理科等专科医生的帮助。

其他 患者应关注皮肤黏膜、指甲的情况，有无皮疹、溃疡、红肿、疼痛等；关注体力、体重、血压、血糖等变化。如发现异常，应及时与医生联系。

食管癌患者的运动康复

食管癌患者如何进行运动锻炼

生命在于运动！患者可以在专业医生的帮助下根据自己的体力和偏好制订个体化、可坚持的体力活动及锻炼计划。

制订运动康复计划前患者需要配合医生完成哪些评估

临床评估 体重/BMI、血压；功能状态、疾病状态；营养状态；诊断前的基础体力活动水平和当前的体力活动水平；阻碍体力活动的因素，如环境（家庭环境、健身条件、户外空间）、经济情况、身体限制、时间、社会支持、心理压力情况。

评估可治疗的影响因素 疼痛、疲乏；情感压力；营养缺乏/失衡；用药与不良反应；基础疾病：心血管疾病、肺部疾病、关节炎、肌肉/骨骼/组织疾病、淋巴水肿、周围神经病变、骨骼健康状况/骨强度（包括是否有骨转移）；大小便失禁或肠道/膀胱症状；是否有造口或做过造瘘术。

跌倒风险评估 辅助装置需求（拐杖、步行辅助器、支架等）；现在或既往贫血/血小板减少症病史；类固醇性肌病。

针对食管癌患者运动康复的建议有哪些

每周总时长为150～300分钟的中等强度运动或75分钟的高强度运动或等效组合，在一周内分散进行；每周进行2～3次包含主要肌群的伸展运动；每天参加一般体力活动，如爬楼梯、做家务。体力活动包括锻炼、日常活动和休闲活动。患者应避免长期静坐的生活方式。

体力活动强度如何分级

低强度：呼吸方式没有改变；中等强度：在运动过程中能交谈，但不能唱歌；高强度：在运动过程中如果不停下来喘气，就仅能说几句话。

体力活动示例

低强度	中等强度	高强度
悠闲地骑自行车 轻松地做家务（扫地、除尘）	广场舞、交际舞 平路/坡度不大的路上骑车	有氧舞蹈 快速骑行

续表

低强度	中等强度	高强度
保龄球	普通园艺	高强度园艺
慢走	使用手动轮椅	跳绳
照顾小孩	快走	登山徒步
瑜伽	水中有氧运动	慢跑
太极	瑜伽 / 普拉提	游泳

患者故事

李女士今年 61 岁，3 年前被诊断为ⅡB 期食管鳞癌，行食管癌根治术，术后规律化疗、按时复查，病情稳定。

最近 1 个月，李女士出现进食哽噎感、体重下降，伴头晕、乏力，日常活动受限。入院完善检查后提示食管癌复发，中度营养不良，贫血。根据李女士的具体情况，医生选择全肠内营养途径进行人工营养补充。经过数周治疗后，李女士的头晕、乏力症状缓解，体重稳定，日常体力活动较前改善，生活质量较前提高，可以接受进一步的抗肿瘤治疗。

第五章

食管癌的全程管理

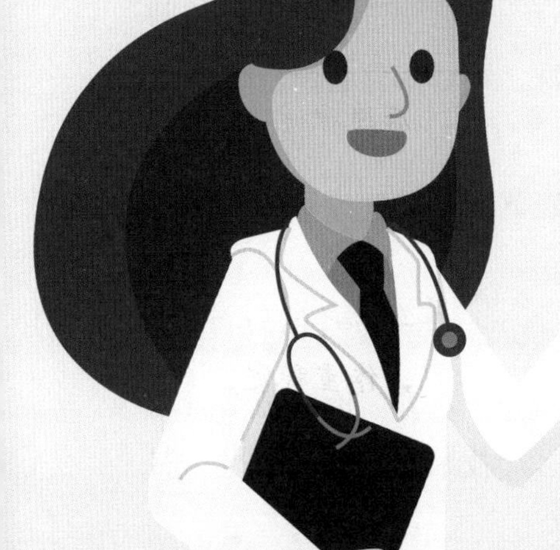

食管癌的治疗强调全程管理，包括术后恢复、不良反应管理、随访监测等，这些都是医患双方需要关注的内容。

非远处转移性食管癌 / 可切除性食管癌

什么是非远处转移性食管癌 / 可切除性食管癌

对于初次发现自己罹患食管癌的患者，有一个问题是他们非常关心的：我的肿瘤到底是早期还是晚期？这也是医生密切关注的问题。

医生往往通过肿瘤是否出现远处转移来判断肿瘤是否已处于晚期，对于已经出现远处转移的晚期食管癌患者来说，手术治疗已经意义不大，反而会带来手术创伤以及经济负担。手术治疗通常只适用于尚未出现远处转移的食管癌患者，即可切除性食管癌患者。

当肿瘤累及心脏、大血管、气管等周围重要组织器官时，身体往往不能承受将这些组织器官一并切除的后果，因此这部分食管癌虽然没有远处转移，但也被排除在可切除性食管癌之外。

根据可以密切反映肿瘤进展程度的 TNM 分期，可切除性食管癌可以分为三种类型。

早期（cTis～1aN0） 早期患者的肿瘤浸润程度较浅，且不伴有淋巴转移。

中早期（cT1b～2N0） 中早期患者的肿瘤浸润程度较早期深，同样不伴有淋巴转移。

中晚期（cT1b～2N+ 或 cT3～4aNx） 中晚期患者多伴有淋巴转移，其肿瘤浸润程度与中早期相当或更深。

可切除性食管癌的治疗目标是什么

在许多患者的认知中，肿瘤依然是不治之症。事实上，随着医疗技术的发展，相当一部分肿瘤患者是可以获得治愈的，而这正是医生与患者的共同目标。了解这一事实，就能理解过度悲观的情绪是完全没有必要的。

就可切除性食管癌而言，90% 以上的早期患者可以通过手术获得治愈，获得长期的生存并且不再复发，而在中早期患者中这一比例仍达 60% 以上。即使是中晚期食管癌患者，在术前新辅助治疗、术后辅助治疗的帮助下，仍有半数以上的患者可以通过手术获得长期生存。

医生决定治疗方案时需要考虑哪些内容

肿瘤的进展程度 评估肿瘤的进展程度时，最重要的两项指标是肿瘤的浸润程度和淋巴转移情况，而这些是难以通过肉眼直接观察的，故而有赖于治疗前的检查，如 CT、MRI、胃镜、支气管镜、超声胃镜、超声支气管镜。

患者的身体状况 决定治疗方式前，医生需要对患者的身体状况进行整体评估。一部分患者因为严重的基础疾病、脏器功能不全、年龄过大等原因而不能耐受手术，这部分患者即使符合可切除性食管癌的条件，也不应采取手术治疗。

患者及家属的意愿 在决定治疗方案的过程中，由于对待肿瘤的观念、经济状况等各方面的差异，患者及家属对于不同治疗方案的接受程度不尽相同，医生应尽到告知义务，优先尊重患者及家属的意愿。

手术方式 食管癌的手术治疗发展至今，可供选择的方式十分丰富。开放手术 / 腔镜手术、手术入路选择、消化道重建方式等都需要

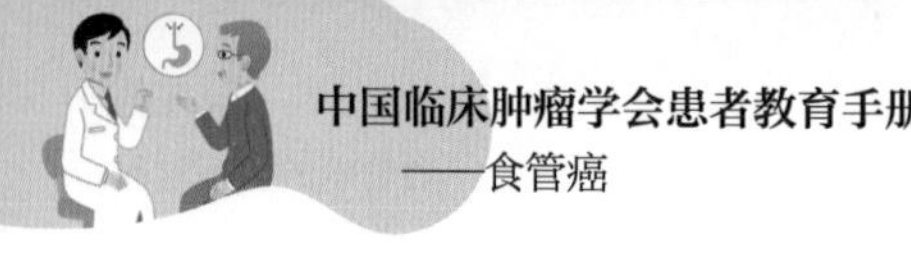

经医生充分评估后决定。

食管癌患者应该如何选择治疗方式

根据肿瘤的进展程度，可以将可切除性食管癌分为早期、中早期、中晚期三种类型，而这种分类也是决定治疗方案时的基本依据。对于颈段或靠近咽部的胸段食管癌（距环咽肌 < 5cm）而言，手术并非首选治疗方案，以下治疗方案主要适用于胸段食管癌患者。

早期　这部分患者由于肿瘤浸润程度较浅，手术治疗时并不需要切除食管，仅将包含肿瘤病灶的黏膜从食管上剥离即可，这在内镜下即可实现，如内镜下黏膜切除术（EMR）、内镜下黏膜剥离术（ESD）等。

中早期　这部分患者肿瘤浸润程度较早期患者深，仅剥离食管黏膜不足以完全切除肿瘤，故需要通过手术将食管切除。又因尚未出现淋巴转移，直接手术的疗效甚佳。

中晚期　这部分患者往往伴随着淋巴转移，以往直接手术的疗效不尽如人意。随着新辅助治疗理念的发展，这部分患者的预后才得到了显著提升。所谓新辅助治疗，是指在手术前让患者先进行针对肿瘤的非手术治疗，包括放疗、化疗、放化疗、免疫治疗等，以杀灭肿瘤细胞，缩小肿瘤病灶，提高手术治疗的疗效。这其中新辅助同步放化疗后再行手术，近年来不断被证明可以显著改善患者的预后，已经成为了这部分患者的标准治疗模式。在治疗中心条件不允许的情况下，也可行术前化疗。免疫治疗作为肿瘤治疗中的新兴理念，其在新辅助治疗中的应用与疗效是目前正在进行的许多临床研究关心的核心问题，无疑也有着光明的前景。

当然，无论对于哪种类型的患者，手术都不意味着治疗的结束。根据术后病理结果，部分患者还需要进行术后辅助治疗，其中以免疫治疗的地位最为重要，尤其是对于进行过新辅助放化疗的中晚期患者。除此之外，术后定期复查与随访，对于每一位患者而言都是必不可少的。

为什么要进行术后并发症监测及管理

食管外科涉及切除与重建两部分，手术操作包含胸腔与腹腔（有时还包括颈部），迄今仍被视为外科领域中风险较高的手术。以胃代食管为例，手术不仅改变了胃及肠道的生理功能，而且对胸腔内心、肺功能产生了显著影响。手术操作及重建后生理改变的诸多环节均可引起并发症，无论短期或长期均可影响患者的术后康复、生活质量，甚至肿瘤复发转移。因此，针对术后并发症的监测及管理对于食管癌患者全程管理来说尤其重要。

患者术后恢复通常需要经历哪几个阶段

患者术后恢复通常需要经历三个阶段。

第一阶段：术后第 1 ~ 3 天，患者的循环系统首先恢复至术前稳定状态。

第二阶段：术后第 4 ~ 7 天，经术后肺部康复治疗，患者的通气 - 换气功能得以改善。

第三阶段：术后第 8 ~ 12 天，患者的消化系统功能逐渐恢复，排气、排便后肠道吸收功能提升，适合加强肠内营养支持治疗。

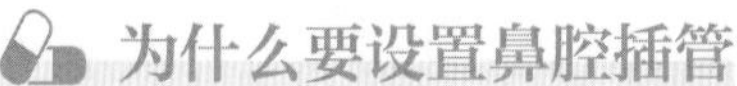

为什么要设置鼻腔插管

食管癌外科最大的操作技术挑战是代食管（包括胃、结肠、空肠等）与剩余食管吻合结果，即吻合口愈合结局。无论手工或者机械吻合，均存在潜在吻合口完整性不全，导致吻合口瘘发生的风险。为了降低术后吻合口损伤，医生会选择推迟恢复经口进食的方式静待吻合口愈合完成。愈合期间患者每日营养摄入需要依靠肠内营养支持，同时部分胃排空障碍患者的胃内容物也需要间断性或持续性胃肠减压处理。这时候，患者鼻腔内可能同时留置了两根管路——胃肠减压管与鼻-空肠营养管。尽管每根管路均纤细柔软（通常尺寸为14F、16F、18F），直径近似于兰州拉面的“韭叶”“二柱子”（直径5～7mm），但是长期留置可能压迫中鼻甲及周围鼻腔黏膜，导致黏膜肿胀、疼痛、出血。

什么时候可以拔除鼻腔插管

各食管癌医学中心医生的经验不同，术后留置胃肠减压管与肠内营养管的时间差异较大，平均为5～12日。医生每日查房时会观察患者的术后恢复情况，判断其是否符合停胃肠减压或肠内营养的指征，在符合指征之前则需要患者耐心等待。外用红霉素或润滑软膏可能起到短暂缓解炎症疼痛的作用，每日定期改变管路位置避免长时间压迫则是更为有效的方法。目前加速康复外科理念正在被越来越多的医生接受，应运而生的“免管免禁”已经获得成功，部分患者术后已经无须留置胃肠减压管及鼻-空肠营养管，术后第1日即可恢复经口进食，显著改善了患者术后的不适症状。

食管癌术后有哪些常见不良反应，应该如何处理

切口疼痛　术后切口疼痛多源自切口周围皮神经损伤，或术后胸腔引流管路刺激。新型镇痛药效果较好，不良反应较少，当患者切口疼痛影响休息和活动时，可以向医生提出应用镇痛药的要求。

若药物镇痛效果不好，可以通过硬膜外麻醉置管给予持续的镇痛药物，或是在关胸前直接实施肋间神经阻滞术，上述方法均可在不同程度上缓解术后切口疼痛。

乏力、虚弱　食管癌外科手术通常耗时 4～8 小时，术中应激状态、全身麻醉、脏器切除重建操作对患者身体功能会产生显著影响，通常术后前 3 天患者会主诉乏力、虚弱，不愿意下床活动。

术后早期开始康复锻炼对于预后至关重要，医生会针对患者术后生理功能的恢复速度制订一套完备的康复锻炼计划，并且根据患者的个体差异进行细微调整。

如果患者术后无力活动，无须焦虑、自责，应遵从医嘱或者康复师的指导进行心肺功能锻炼，通过循序渐进的康复锻炼重新唤醒各项身体功能。

患者要避免昼夜节律颠倒，日间积极进行锻炼，夜间保证充足的睡眠时间，有助于尽快度过乏力、虚弱阶段。

声音嘶哑、饮水呛咳　食管癌患者确诊时常合并纵隔区域淋巴转移，为了系统性清扫上

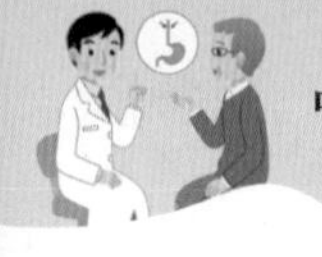

纵隔区域淋巴结，术中解剖操作的机械牵拉、缺血、能量外科引发的电传导或热传导都可能暂时损伤双侧喉返神经。因此，患者术后可能出现声音变粗、嘶哑，语调低沉或饮水呛咳等临床症状。

如果患者术后出现声音嘶哑、饮水呛咳，需要短时间内禁食禁水，坚持进行高音调发声锻炼，同时予以肠内营养支持治疗。多数情况下，上述损伤是可逆的，术后3个月内可自行恢复。

重新出现吞咽哽噎感 术后再发吞咽哽噎感的原因包括机械性与运动性两种。

机械性原因： 上消化道机械性梗阻可能为术后吻合口狭窄，或恶性肿瘤复发所致，需要进行食管内镜检查以明确诊断，必要时需要行内镜下扩张治疗。

运动性原因： 吻合口周围胃肠道运动障碍，包括平滑肌蠕动缓慢或不协调，从而导致吞咽后食物停滞感，需要通过术后吞咽锻炼逐渐恢复。

吻合口瘘 无论何种吻合方式，当吻合口的完整性被破坏后就会发生吻合口瘘。上消化道与纵隔、胸腔交通，唾液、消化液、食物会进入纵隔导致纵隔炎症，进入胸腔导致脓胸，进入气道导致肺炎。

吻合口瘘是食管癌术后常见并发症之一，亚临床型或轻症吻合口瘘对患者来说危险性较轻，通常不会影响术后康复进程；严重吻合口瘘则需要进行充分外科引流、抗感染治疗及加强肠内营养支持，必要时须采用置管引流、支架置入、二次手术修补等有创性方式处理。

进食后饭量减少 食管癌切除后，以胃代食管最为常见。为减少术后反流、误吸、呛咳，目前普遍选择管状胃代食管。术中管状胃制作是将胃进行适当裁剪，势必减少了胃容量，导致患者在术后早期易出现早饱感，即老百姓所谓的“一吃就饱”。

为了应对早饱感，建议患者增加进食频次，即少量多次，以维持每日热量摄入需要。与此同时，进食有助于胃的容受性代偿，康复锻炼可以使患者的单次进食量不断提高。

进食后经常腹泻 如果患者术后经常发生腹泻，则应警惕一种术后并发症——倾倒综合征。倾倒综合征源于食管切除术后将周围迷走神经胃支一并切除，导致幽门功能紊乱。当恢复经口进食后，短期大量高渗性食物通过幽门进入十二指肠，引发渗透性腹泻。

建议患者在术后康复锻炼过程中摸索适合自己的食谱，避免摄入会引发腹泻的高渗性食物，或预先给予相应处理后再进食。

持续消瘦 食管癌手术创伤可能导致上消化道解剖功能发生变化，短期内患者会出现体重下降，但随着恶性肿瘤被切除，多数患者术后体重会有不同程度增长。

术后营养支持治疗需要兼顾营养摄入与运动利用两个方面，只有通过适度运动提高合成代谢，才能有效实现增重目标。

如果患者术后持续消瘦，医生应仔细进行营养不良的临床诊断与鉴别，同时应警惕肿瘤复发的可能性。

反流 在食管癌外科手术过程中，胃代食

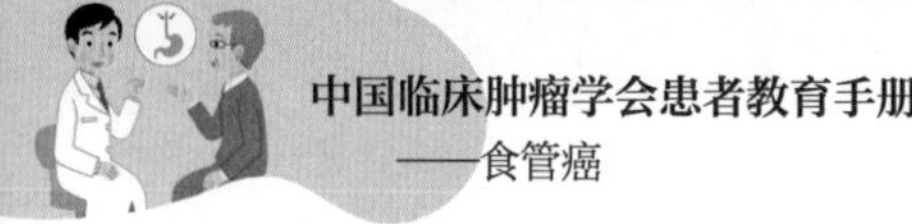

管改变了原有上消化道结构。管状胃使贲门连同部分近端胃被切除，从而令防止食物与胃酸反流的重要结构缺失。缺少了贲门的保护，患者术后可能出现胃内容物反流至咽喉导致呛咳，甚至发生误吸，严重时可危及患者生命。患者在饱食后如未等胃排空而立即平卧，则极易引发反流。

为了预防术后反流，通常建议患者出院后保持高坡卧位，即睡前颈肩垫靠枕，同时尽量于晚7点前进食，餐后需要适度运动以促进胃排空。目前食管癌外科吻合技术不断改进，吻合口处人工制作的黏膜袢可以防止反流，患者的反流情况会得到一定程度的改善。

如何对食管癌术后患者进行营养支持治疗

每个拟行手术的患者都需要进行营养评估，对于有营养风险者，医生会制订营养支持计划。食管癌外科手术涉及上消化道重建、胃酸分泌功能减弱或丧失，对于术后营养支持治疗有特殊要求。术后营养支持治疗首选经胃肠道途径，可选择管饲和/或经口方式。对于术中留置营养管路的患者，术后24小时内即可开始肠内营养。肠内营养输注应从低速开始，根据患者的耐受情况适度递增至每日目标量。

对于发生术后吻合口瘘的患者，应根据吻合口瘘的严重程度、患者一般状态、营养需求综合考虑，制订个体化的营养支持方案。可考虑经任何途径的肠内管饲或联合肠外营养。

食管癌患者出院后仍需要定期进行营养风险评估。患者出院后营养支持治疗首选膳食指导联合口服营养制剂，对于术中留置营养管的患者，出院时可以保留营养管，以备家庭肠内营养之需。

家庭营养支持治疗应在经验丰富的营养支持小组（包括医生、营养师、药师及护士等）的指导监护下完成，营养支持小组会根据患者情况对家庭营养支持治疗方案进行持续改进。

食管癌患者如何进行术后随访

可切除性食管癌患者术后2年内局部复发及远处转移风险较高，因此推荐术后2年内每3个月门诊复诊，进行胸腹部CT增强扫描、颈部CT或超声检查。可根据症状酌情添加消化道造影、食管内镜（浅表型早期食管癌经内镜下黏膜切除术后推荐）、头颅MRI、全身PET-CT等检查项目。术后3～5年推荐每6个月复诊，此后每年门诊复诊。

患者故事

年近70岁的李先生约3个月前出现进食哽噎感，同时伴嗳气、腹胀、间断性胸骨后疼痛，症状进行性加重，2个月前在医院门诊确诊为食管胸中段鳞癌，双侧气管食管沟旁多发淋巴转移，临床分期为cT3N1M0。

通过医院多学科讨论后，主诊医生为李先生制订了新辅助放化疗方案。尽管经历了诸多不适和困苦，但李先生依然坚持完成了全部治疗计划，食管肿瘤及周围淋巴结明显缩小。李先生听从医生的建议，在治疗期间经鼻预留空肠营养管坚持肠内营养支持治疗，使体重稳定在70kg。经过细致充分的准备，李先生最终顺利实施了食管癌根治性微创手术。鉴于术前医生与护士的细心解释，李先生对于手术并没有过度恐惧，术后按照康复计划每日努力进行康复锻炼，最终于术后第10日出院回家。

出院后李先生在护士定期的康复指导下迅速恢复了每日进食量，停止了肠内营养支持治疗，日常社交活动恢复如常，周围邻居都惊叹李先生的康复速度与精神面貌。

不可切除局部晚期食管癌

为什么部分局部晚期食管癌患者无法进行手术

因肿瘤原因无法进行手术 存在以下情况的局部晚期食管癌患者无法进行手术：原发肿瘤外侵严重，与周围正常组织无法分离或已包绕大血管；转移的淋巴结已经固定融合成团，或转移的淋巴结不在手术可触及范围内。

存在手术禁忌证或患者拒绝手术 高龄、全身情况较差、严重的营养不良，严重的心脑血管疾病、糖尿病、高血压等使患者无法耐受手术。还有些患者因心理因素惧怕手术，或不愿失去食管而拒绝手术。

不可切除的局部晚期食管癌患者可选择哪些治疗方式

中国的食管癌 95% 以上为鳞状细胞癌，相比于腺癌等其他病理类型，鳞状细胞癌对放疗相对敏感。

对于无法切除的食管癌患者，如果没有出现肝、肺等器官转移，而且身体状况较好、心肺功能正常，可以接受根治性同步放化疗。治疗后大部分患者进食状况获得改善，生存时间得以延长；部分患者还可通过放化疗获得根治。

如果肿瘤已经侵犯气管、大血管、心脏或椎体，根治性放化疗导致穿孔、出血的风险较大，医生会推荐单纯化疗。

如果患者的身体状况不能接受同步放化疗，医生会推荐对症支持治疗，待患者的体力状态有所改善后再考虑后续综合治疗。

另一种选择是在单纯放疗后行支持治疗，这被称为姑息性放疗，放疗可以减少出血、缓解疼痛、改善吞咽困难等，提高患者的生活质量，改善营养状况。

根治性同步放化疗的治疗价值如何

除外科手术外，根治性同步放化疗是食管鳞癌最有效的治疗方法。化疗可治疗放射区域以外的肿瘤转移病灶，同时提高了放疗的放射敏感性。但这种组合方式也可能让患者出现放疗和化疗的不良反应。多数患者能够耐受和完成调强适形放疗 + 每周化疗的治疗计划。

放疗前患者需要做哪些准备

在放疗开始前，由于前期的进食困难，患者可能已经存在营养不良，这会严重影响治疗效果，并更容易出现放疗的不良反应。医生会对患者进行营养风险筛查和营养状况评估，必要时患者应进行规范化营养支持治疗。

哪些情况需要推迟放化疗

如果患者在放疗前食管已经存在严重梗阻，如不能进食、营养状况差、有严重的低蛋白血症或贫血，前期胃镜检查已发现肿瘤溃疡深大、有穿孔或大出血风险，医生会建议先行营养管置入、胃造瘘、抑酸、止血、镇痛等对症支持治疗，待患者一般状况改善后再考虑行放化疗。若无改善，医生会则继续进行适合患者的支持治疗。

放疗的同时需要用药吗

放疗经常与化疗联合，称为同步放化疗。放疗联合化疗的目的：首先，利用化疗药物的放射增敏作用来增加肿瘤对放射线的敏感性，有助于肿瘤细胞被更彻底地消灭；其次化疗药物本身对潜在的远处转移肿瘤细胞具有杀灭作用，能够降低肿瘤的转移概率。

放疗的同时可以加用靶向药物吗

目前，还没有充足证据显示分子靶向药物，如西妥昔单抗或尼妥珠单抗联合放疗对无法手术的食管癌的疗效优于单纯放疗，但有一些研究显示靶向药物可以提高放疗对食管癌的疗效，减少肿瘤的局部复发。由于分子靶向药物的不良反应相对较轻，对于不能耐受化疗或拒绝化疗的患者，在经济条件允许的前提下可以考虑在放疗时联合靶向治疗。

放疗的同时可以加用免疫检查点抑制剂吗

不可手术的食管癌患者的同步放化疗联合免疫治疗的相关研究正在进行中，尚缺乏充分的循证医学证据，如果患者希望在放疗的同时及放疗结束后应用免疫治疗，可向医生询问所在的医疗中心是否正在参与相关的临床试验。

放疗后需要继续进行化疗吗

放疗后是否需要继续进行化疗，由患者的病情和放疗的疗效决定。建议患者在放疗后1个月，携带各项复查结果咨询肿瘤内科医生，由肿瘤内科医生根据患者的病情和身体条件综合判断是否需要继续进行化疗。

食管癌患者在放疗中会出现哪些不良反应

全身不良反应 很多患者会出现乏力和食欲缺乏，多数症状较轻，无须处理，多休息即可。少数患者可能有恶心，甚至呕吐，可通过止吐、抑酸、增强食欲等药物进行治疗，一般不会影响放疗的进行。

放射性食管炎 放射性食管炎通常在放疗进行到10次左右发生，随着放疗剂量的增加，症状会逐渐加重，存在反复的过程。部分患者在放疗结束以后才会出现放射性食管炎的症状。

放射性食管炎主要表现为进食疼痛和吞咽梗阻感加重。进食疼痛是由于食管表面黏膜破溃导致，而梗阻感加重可能是由于食管水肿导致。

一般轻度不良反应不会影响患者的进食，无须特别处理；中度不良反应者可通过药物治疗以缓解症状；较严重者可静脉滴注抗生素配合少量激素治疗。饮食方面建议患者多饮水，采用半流质饮食，食物应富含蛋白质，温度以常温为佳，少食多餐。

根据患者身体的恢复情况，放射性食管炎会在放疗结束后 1 ~ 2 个月自行消失，老年人通常恢复较慢。

放射性气管炎 咳嗽是放射性气管炎最主要的表现，通常为干咳，无痰或少量白痰，一般为轻度，给予患者雾化吸入等对症处理即可。如出现咳嗽加重、黄痰、发热等情况，须考虑合并感染，患者应及时就诊以明确诊断。通常在放疗结束时症状自行消失。

放射性肺炎 虽然放射性肺炎较其他不良反应更为严重，但只要医患配合默契，早发现、早治疗，患者依然可以顺利康复。

放射性肺炎在症状上主要表现为咳嗽，伴或不伴发热、喘憋。需要通过 CT 检查明确肺部是否有特异性阴影以确诊。部分患者并未表现出症状，仅在复查 CT 的时候通过影像表现确诊为放射性肺炎。

通常没有症状且 CT 提示轻微炎症的放射性肺炎无须处理，随着放疗结束，患者可以逐渐自愈。有症状且 CT 提示有肺炎影像学特征的患者，需要及时与医生沟通，尽早处理。请记住，放射性肺炎并不可怕，可怕的是耽误了治疗时机！

放射性皮肤反应 放射线穿过皮肤进入体内时，皮肤会产生反应。

轻度皮肤不良反应表现为皮肤毛孔扩张、表皮发红，少量干性脱皮，就好像晒伤后的表现，患者会感觉皮肤瘙痒。如有瘙痒不要抓挠，抓挠会加重皮肤反应，可用手轻拍局部皮肤，或者涂抹芦荟膏等清凉的护肤品，或者不处理，放疗结束后皮肤的瘙痒感很快就会消失。

中度皮肤不良反应表现为皮肤破溃、溃疡、渗出等，此种情况在食管癌患者中较少见，仅部分照射锁骨上区域的患者可能出现。可涂抹表皮生长因子、烧伤膏，保持皮肤干燥，穿纯棉质地的衣物，尽量将皮肤破损处外露，不要和衣物摩擦，放疗结束后破损处很快会愈合。

发生皮肤反应的部位淋浴时不要搓挠，不要用沐浴露，不要用热水淋浴，日常用温水淋浴去除皮肤汗渍即可。当然，患者也无须因为皮肤反应而不敢洗澡，事实上汗渍也会加重皮肤反应，故保持皮肤清洁很重要。

放疗期间患者为什么会出现体重下降

放疗会引起食管的不良反应，主要是食管水肿加重梗阻以及放射性食管炎。食管癌患者由于食管梗阻而导致进食困难，虽然很想吃，但却吃不下，绝大部分食管癌患者会由此出现营养不良的情况，进而引发体重下降，这类患者的比例达到 70% ~ 80%。这种情况会随着放疗的进行而变得更加严重。

放疗期间体重下降对食管癌患者有哪些影

响　首先，放疗前用于体位固定的体膜是按照每个患者治疗前的体形热塑而成的。若患者在放疗期间体重下降，而体膜仍保持最初的形状，固定效果就会大打折扣，每次放疗时，人体内受照射的靶区将可能出现不同方向的位移。

其次，患者营养摄入不足会导致骨髓抑制加重，其中白细胞降低可能导致较严重的感染或发热；血红蛋白降低会使患者疲乏不堪，还会降低肿瘤细胞对放射线的敏感性；血小板下降可能导致出血不止。一旦某一项或多项血液学指标低于医生认可的标准，放疗科医生将会暂停甚至终止放疗。

最后，营养不良导致食管黏膜修复缓慢，因此患者的放射性食管炎症状可能加重（主要表现为吞咽疼痛），且长时间得不到缓解，从而进一步影响进食，形成恶性循环。

食管癌患者放疗期间如何保持体重　通过鼻饲管注入肠内营养液对于保证放疗期间患者的营养摄入非常重要。肠内营养液为多种人体必需元素的复合制剂，特别适合对于营养需求较高的患者。

放疗后食管癌患者的复查频率及注意事项有哪些

复查频率　通常建议在放疗结束后 2 年之内每 3 个月复查 CT、上消化道造影、血常规、肝肾功能等；2 ~ 5 年每半年复查 1 次，5 年以后每年复查 1 次。建议每年进行 1 次胃镜检查。在此期间，患者要监测体重，保持良好的营养状态，较好的营养状态有助于改善免疫力，降低肿瘤复发概率。

注意事项　食管癌患者在刚结束放疗的最初 1～2 个月内，可能还有比较明显的放疗不良反应，此时需要营养支持及充分休息，使患者顺利度过不良反应期。

患者应重视一些症状的发生，如再次出现吞咽困难、吞咽疼痛、声音嘶哑等，需要立即到医院就诊。只要及时发现，经过积极、有效的治疗，复发患者仍然有可能获得较长的生存时间。

患者故事

王先生 65 岁那年，曾有近半年进食哽噎感，并逐渐加重，仅半个月的时间就从能进食软食到只能进食流食，还时常伴有反酸及胸部疼痛。到医院检查胃镜、CT 及上消化道造影后确诊为食管中段鳞癌伴纵隔及锁骨上淋巴结转移，临床分期为 cT4aN2M0（ⅣA 期）。

经多学科诊疗后，外科认为转移的淋巴结已经固定、融合成团，难以完全切除，判断王先生为不可切除的局部晚期食管癌，综合多个科室意见后主治医生为王先生制订了同步放化疗的治疗方案。考虑到王先生目前只能进食流食，治疗前先经鼻预留空肠营养管方便肠内营养支持治疗。经过1个半月的治疗，王先生顺利完成了同步放化疗，期间王先生出现轻度厌食、恶心、反酸加重及胸部灼烧样疼痛，主治医生给予对症药物处理后上述症状明显减轻。由于王先生一直应用鼻饲管进行营养支持治疗，整个治疗期间他的体重及体力没有下降。治疗结束1个月后，王先生来院复查，发现食管肿物及转移的淋巴结均明显缩小，故拔除了鼻饲管，恢复了正常饮食。

随后王先生每3个月去医院复查，包括胸部CT、上消化道造影、胃镜、颈部及腹部彩色多普勒超声及血常规、肝肾功能和肿瘤标志物等检查。两年后王先生在医生的建议下改为每半年复查1次。五年过去了，王先生一直坚持定期复查，并没有发现肿瘤复发的迹象。虽然王先生未通过手术切除肿瘤，但由于听从了医生的建议，进行了根治性同步放化疗，依然达到了肿瘤的临床治愈。

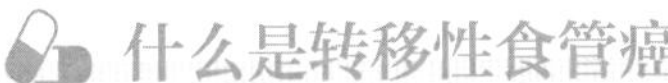

转移性/复发食管癌

什么是转移性食管癌

转移性食管癌通常为Ⅳ期，即在患者发现食管癌时全身评估出现了其他远离食管部位的转移，也称远处转移。主要表现为其他重要脏器，如肝、骨、肺等脏器的转移，也可以表现为远离食管原发灶的淋巴转移，如颈部和腹部淋巴转移。

远处转移可以出现在首次发现食管癌时，也可以出现在治疗过程中，如最初诊断食管癌时全身评估并没有其他器官转移或远处淋巴转移，在食管癌的治疗过程中或食管癌术后随访中发现了远处转移，或者手术后原发灶再次出现肿瘤。

不同的食管癌临床分期代表不同的疾病程度，从Ⅰ至Ⅳ期，意味着病情逐渐加重，也意味着疾病的治疗效果不断下降。Ⅰ～Ⅲ期食管癌的治疗目标是通过多学科综合治疗，争取实现根治；Ⅳ期患者大多数已失去根治性治疗机会，以姑息性治疗为主，治疗目的是控制肿瘤进展、延长患者的生存时间、提高患者的生活质量。治疗方式主要包括放疗、化疗、靶向治疗、免疫治疗、内镜下治疗（食管扩张、放置食管支架）、营养支持治疗和镇痛等对症治疗，使食管癌患者获益最大。

晚期食管癌患者的治疗目标是什么

所有人都不愿意看到肿瘤已至晚期，出现转移和复发，因为这往往意味着疾病无法治愈。目前晚期食管癌的治疗目标在于缓解患者

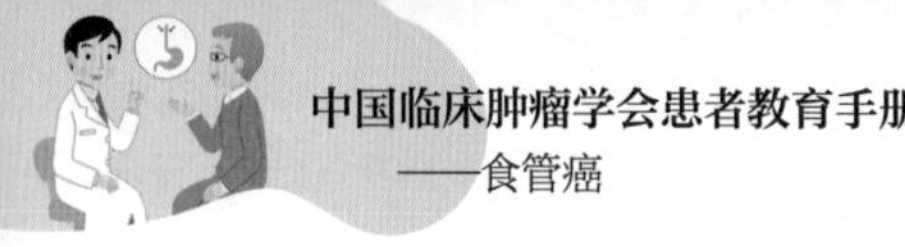

局部和全身症状，控制疾病进展，提高患者的生活质量。

近年来，随着新的治疗方法，如免疫治疗、靶向治疗等的飞速发展，食管癌药物治疗效果也取得了革命性进步，很多晚期转移性食管癌患者获得了生的希望。

晚期食管癌患者的治疗策略如何选择

一线治疗　目前，免疫检查点抑制剂联合化疗已经成为晚期食管癌一线治疗的标准。对于晚期食管癌和食管胃交界部癌（包括鳞癌和腺癌）患者，一线治疗可在顺铂＋氟尿嘧啶化疗方案的基础上联合帕博利珠单抗；对于晚期食管胃交界部腺癌患者，一线治疗可在奥沙利铂＋氟尿嘧啶类药物的基础上联合纳武利尤单抗；对于晚期食管鳞癌患者，一线治疗可在紫杉醇＋顺铂化疗的基础上联合卡瑞利珠单抗/信迪利单抗/特瑞普利单抗/替雷利珠单抗；对于 PD-L1 CPS ≥ 1 的食管鳞癌患者，一线治疗可选择顺铂＋氟尿嘧啶联合斯鲁利单抗。对于不适合接受免疫检查点抑制剂治疗的患者，可考虑行单纯化疗。晚期食管鳞癌的常用化疗方案包括顺铂联合氟尿嘧啶、紫杉醇联合铂类药物等。晚期食管胃交界部腺癌的常用化疗方案为顺铂或奥沙利铂联合氟尿嘧啶类药物；对于体力状况良好的患者，一线治疗也可以考虑紫杉类药物联合铂类以及氟尿嘧啶类药物的三药联合方案。对于 *HER-2* 阳性的晚期食管/食管胃交界部腺癌患者，一线治疗可在顺铂＋氟尿嘧啶类药物的基础上联合曲妥珠单

抗 ± 帕博利珠单抗。

二线及以后治疗 免疫检查点抑制剂已成为化疗失败的晚期食管癌患者的重要治疗选择。对于一线化疗失败的晚期食管鳞癌患者，可选择卡瑞利珠单抗或替雷利珠单抗作为二线治疗药物。对于一线化疗失败的PD-L1 CPS ≥ 10分的食管鳞癌患者，二线治疗可选择帕博利珠单抗单药治疗；阿帕替尼 + 卡瑞利珠单抗可明显提高PD-1单抗二线治疗的有效性。对于至少二线化疗失败的食管胃交界部腺癌患者，三线及以后的治疗可以选择纳武利尤单抗。

晚期食管胃交界部腺癌患者二线治疗的选择包括紫杉醇单药，或伊立替康单药，或多西他赛单药化疗。晚期食管鳞癌的二线化疗无标准方案，如不适合接受免疫检查点抑制剂治疗，临床实践中可参考腺癌的方案进行化疗。

在靶向治疗方面，对于*HER-2*阳性的晚期食管胃交界部癌，三线及以后的治疗可选择维迪西妥单抗。抗血管生成的靶向药物也可以作为治疗选择：晚期食管胃交界部癌的三线及以后治疗可选择阿帕替尼；晚期食管鳞癌二线及以后治疗可选择安罗替尼或阿帕替尼。

治疗方案的强度是越高越好吗

医生会根据患者的健康状况和药物不良反应特点制订化疗方案，包括单药、两药联合方案和三药联合方案等。单药、两药联合方案不良反应发生率会比三药联合方案低，三药联合方案适用于PS评分良好，可配合医生密集随访以评估不良反应的患者。

老年人能接受系统性治疗吗

目前的研究表明，≥ 80 岁的患者接受 PD-1/PD-L1 单抗治疗的效果和生存获益不低于年轻患者。因此，年龄不是抗肿瘤治疗的绝对禁忌证，在耐受的前提下医生可以为患者选择适当的抗肿瘤治疗，以减轻症状，改善生活质量。

系统性治疗的不良反应可以预防吗

大多数不良反应是可以预防的。在患者接受治疗前，医生会根据治疗方案强度选择合理的预防措施以尽可能避免不良反应（如恶心、呕吐、便秘）的发生，保证治疗期间患者的安全和生活质量。

系统性治疗前医生需要进行哪些评估

肿瘤情况评估　医生会全面评估肿瘤的远处转移情况，同时会考虑患者之前接受过的治疗方案及相应的不良反应、患者的年龄、肿瘤的病理类型（组织病理学检查、细胞学检查）和相关生物标志物（如 PD-L1、Her-2、MMR），通过病史、体格检查、影像学检查明确肿瘤的范围和发展情况，以确定治疗目标。考虑家属的治疗意愿和预期，结合当前专业领域的指南共识和最新的治疗前沿，向患者提供相应的治疗方案和建议。医生会在治疗前将部分影像学资料保存作为基线资料，以便治疗后对比疗效或长期随访。

患者身体条件评估　患者应当一般状况良

好，ECOG PS 评分达到 0～1 分。医生会在治疗开始前 1 周内为患者进行血常规、肝肾功能、心电图等检查。如果患者的心、肝、肾和造血功能无明显异常；血常规中性粒细胞绝对值≥ 1.5×10^9/L、血小板≥ 80×10^9/L、血红蛋白≥ 80g/L，则可考虑治疗。

合并疾病情况评估　患者应无活动性消化道穿孔、出血以及胃肠梗阻、肺栓塞、休克等严重并发症。若合并非肿瘤性发热，体温应＜ 38℃。

如患者合并心、肺或其他慢性内科疾病，医生会根据患者病情进行相关检查，如心肌酶谱、脑钠肽、24 小时动态心电图、超声心动图、肺功能检查等，明确患者是否适合进行系统性药物治疗。

需要紧急处理的情况评估　医生在制订治疗方案前会评估患者是否存在需要紧急处理的情况，如患者由于疾病进展出现了食管梗阻、不能进食而导致明显的营养不良，或者出现了颈部淋巴结转移、肿大，压迫周围的重要结构，导致呼吸困难、声音嘶哑等。当出现急性并发症时，医生会首先处理紧急症状，以保证患者的生命安全。

化疗中有哪些不良反应，应该如何处理

骨髓抑制　医生会建议患者化疗后每周复查 1～2 次血常规。根据具体化疗方案及患者血象变化的特点，复查时间间隔可酌情增减。若出现 3 度或 4 度白细胞或中性粒细胞降低，应停用化疗药物，对症给予粒细胞集落刺激因

子（G-CSF），并视具体情况延迟或减量下一周期化疗。当血小板＜ 50×10^9/L 时应给予白介素 11（IL-11）或重组人血小板生成素（rhTPO）等药物治疗，酌情使用止血药物。根据患者的血象结果和化疗方案的特点，也可预防性使用上述升白细胞及升血小板药物。

胃肠道反应

化疗相关恶心呕吐：可发生于化疗后数小时或数天。医生会单独或联合应用 5-HT_3 受体拮抗剂（帕洛诺司琼、昂丹司琼）、糖皮质激素及神经激肽 -1 受体拮抗剂（福沙匹坦、阿瑞匹坦）、甲氧氯普胺、苯海拉明等药物。

食欲下降：尤其是术后患者，手术改变造成消化系统异常，若此时需要进行化疗，症状会加重。医生会推荐患者服用增强食欲的药物（甲地孕酮），并加强营养支持治疗，如口服营养制剂或者放置胃或空肠营养管并通过营养管进行营养支持，必要时应进行静脉营养支持。

腹泻：医生会推荐患者服用止泻药，补充足量液体并纠正水、电解质紊乱。如果腹泻超过每日 5 次或出现血性腹泻，医生会停止化疗。治疗期间患者应注意避免进食寒凉和膳食纤维含量丰富的食物。

肝肾功能损害　在化疗前医生会通过血液学检查了解患者有无肝炎病史。治疗期间建议在每个化疗周期复查一次肝肾功能。一旦出现肝功能损害，医生会全面评估患者的肝功能，并予以保肝药物治疗。在使用肾毒性药物，如顺铂时，医生会大量补液（水化）。如果患者存在肾功能不全，医生会避免使用具有肾毒性的药物。

神经系统毒性　如果患者需要应用奥沙利铂、紫杉醇等存在神经系统毒性的药物，医生会告知患者避免接触寒冷物品，并给予营养神经药物。若出现严重神经系统毒性，医生会停止该化疗药物的应用。

过敏反应　使用易引起过敏的化疗药物时，医生会使用糖皮质激素、H_2受体拮抗剂、苯海拉明预处理以降低过敏反应发生的概率，并在给药后2小时内密切观察患者的反应，一旦发生过敏，会立即停药，并采取肾上腺素、糖皮质激素、吸氧、升压药等抢救措施。

应用靶向药物过程中有哪些不良反应，应该如何处理

曲妥珠单抗

输注反应：一旦发生，医生会根据患者的具体情况给予相应处理，并进行监控直至症状完全消失。对发生轻至中度输注反应的患者，医生会降低输注速度；对出现呼吸困难或明显低血压的患者，医生会中断输注；对发生重度和危及生命的输注反应的患者，医生会永久停用曲妥珠单抗。

心脏毒性：曲妥珠单抗治疗开始前，医生会通过患者的心脏彩色多普勒超声检查明确左心室射血分数（LVEF），治疗过程中每3个月复查一次。一旦患者出现显著的左心室功能下降，医生会停止曲妥珠单抗治疗。

阿帕替尼、安罗替尼

高血压：患者在治疗前应与医生沟通，以便医生了解患者既往有无高血压病史及用药情况。治疗过程中患者应每日自测血压并做好记

录，发现异常及时复诊，同时要注意合理用药，尽可能保持血压稳定。

蛋白尿：用药前医生会为患者进行尿蛋白检测。用药期间，如果患者出现泡沫尿，24小时蛋白尿水平 > 2g，医生会建议患者暂时停药，采用血管紧张素转换酶（ACE）抑制剂、血管紧张素受体阻滞药（ARB）等抗高血压药治疗。出现严重蛋白尿（肾病综合征）时应该停药。

手足皮肤反应、皮下出血：在治疗前及治疗过程中患者要注意每日观察皮肤有无变化，穿宽松、柔软、透气的衣服和鞋子，减少皮肤摩擦。还要避免手、足部接触热水刺激皮肤，并且避免过度的体力劳动。患者如发现皮肤异常，应及时告知医生，并加强皮肤护理，保持皮肤清洁，避免继发感染、按压和摩擦。患者可在皮肤专科医生的指导下局部使用含有尿素和皮质类固醇成分的乳液或润滑剂，发生感染时可局部使用抗真菌药或抗生素。如皮肤异常未缓解，医生会调整药物剂量；如果减量后症状仍持续，医生会建议患者停药。

什么是免疫相关不良反应

PD-1 抑制剂会异常增强自身正常的免疫反应，导致免疫耐受失衡，累及正常组织时表现为自身免疫样炎症反应，被称为免疫相关不良反应（immune-related adverse events, irAEs）。

免疫相关不良反应有哪些特点

免疫相关不良反应可发生于任何器官系统，临床表现多样。常发生于皮肤、肠道、内分泌系统、肺和肌肉、骨骼；心血管系统、血液系统、肾脏、神经系统和眼部的免疫相关不良反应也存在，但发生率明显较低。

免疫相关不良反应严重程度不一，大部分免疫相关不良反应的严重程度为轻微至中等，但也有罕见危及生命的免疫相关不良反应，如严重结肠炎、肺炎、脑炎、中毒性表皮坏死松解症、心肌炎和表现为糖尿病酮症酸中毒的自身免疫性 1 型糖尿病等。

免疫相关不良反应与药物种类有关，不同药物的不良反应有差异。与单药相比，联合其他药物或治疗方法时，不良反应的发生率有所增加，程度有所加重。

免疫相关不良反应发生时间跨度大，具有迟发和持续时间长的特点。通常出现在治疗过程的后期，甚至在停药后数月甚至数年出现。

常见的免疫相关不良反应和处理原则

斑丘疹

1 级：①表现为 < 10% 体表面积出现斑疹 / 丘疹，有或没有症状，如瘙痒、灼烧、紧绷。②处理方式包括继续免疫治疗，外用润肤剂，口服抗组胺药物，外用中效类糖皮质激素。

2 级：①表现为 10% ~ 30% 的体表面积出现斑疹 / 丘疹，有或没有症状，如瘙痒、灼烧、紧绷，日常生活活动使用工具受限。②处理方式包括考虑暂停免疫治疗，局部使用润肤剂，口服抗组胺药物，外用中效至强效糖皮质激素。

3 ~ 4 级：①表现为 30% 以上的体表面积出现斑疹 / 丘疹，有或没有相关症状，日常生活活动中自我照顾受限。②处理方式包括暂停免疫治疗，外用强效糖皮质激素，考虑住院治疗。

反应性皮肤毛细血管增生症（RCCEP）

主要发生于颜面部和躯干的体表皮肤，口腔、鼻腔或眼睑极少见，迄今未见发生于呼吸道和消化道黏膜的情况。大多数 RCCEP 在首次用药后第 1 个周期（第 2～4 周）出现。RCCEP 按照外观形态，大致可分为红痣型、珍珠型、桑椹型、斑片型和瘤样型 5 种类型，以红痣型和珍珠型多见。RCCEP 的发生率与免疫治疗效果呈正相关。卡瑞利珠单抗联合化疗组发生 RCCEP 者的中位无进展生存期（PFS）为 15.2 个月，而未发生 RCCEP 者中位 PFS 仅为 6.0 个月，发生 RCCEP 患者的客观缓解率（ORR）为 69.2%，而未发生 RCCEP 患者的 ORR 仅为 28.3%。卡瑞利珠单抗单药使用时 RCCEP 的发生率较高，而卡瑞利珠单抗联合化疗或抗血管生成治疗（阿帕替尼）时，其 RCCEP 的发生率明显降低。

1 级：继续用药，易摩擦部位可用纱布等保护性处理，以避免溃破和出血；破溃出血者可采用局部压迫止血。

2 级：继续用药，易摩擦部位可进行保护性处理；出血者采用局部压迫止血，或采取局部治疗；避免破溃处感染。

3 级：暂停用药，进行观察和对症处理，待 RCCEP 降至 1～2 级后再恢复给药；并发感染者给予抗感染治疗。

4 级：永久停药。

腹泻 / 结肠炎

1 级：①表现为排便每天不超过基线 4 次

且没有结肠炎症状；②处理方式包括考虑暂停免疫治疗，给予洛哌丁胺或阿托品治疗2～3天，同时口服补液，密切监测。如果症状持续或进展，则检查乳铁蛋白。

2级：①表现为排便每天超过基线4～6次，出现结肠炎症状，但不妨碍日常生活活动；②处理方式包括暂停免疫治疗，口服泼尼松，2～3天无反应者继续使用类固醇，考虑2周内加用英夫利昔单抗。

3～4级：①表现为排便每天超过基线6次，出现结肠炎症状，妨碍日常生活活动，血液动力学不稳定，伴有其他严重并发症（如缺血性肠病、穿孔、中毒性巨结肠）；②处理方式包括停止免疫治疗，考虑住院进行支持治疗。

肝毒性

1级：①表现为转氨酶升高＜3×ULN（参考值上限）；②处理方式包括继续免疫治疗，增加转氨酶和胆红素的评估频率。

2级：①表现为转氨酶升高在（3～5）×ULN（参考值上限）；②处理方式包括暂停免疫治疗，每3～5天复查肝功能，考虑口服泼尼松。

3级：①表现为转氨酶升高在（5～20）×ULN（参考值上限）；②处理方式包括永久停止免疫治疗，口服泼尼松，考虑住院治疗，每1～2天复查一次肝功能，如果类固醇抗拒或3天后无改善，考虑添加霉酚酸酯。

4级：①表现为转氨酶升高＞20×ULN（参考值上限）；②处理方式包括永久停止免疫治疗，住院治疗，每天复查一次肝功能，如果没有禁忌证，应进行肝活检，如果类固醇抗拒或 3 天后无改善，考虑添加霉酚酸酯。

肺炎

1 级：①无症状，炎症局限于一个肺叶或不到肺实质的 25%；②处理方式包括考虑暂停免疫治疗，1 ~ 2 周内重新评估，考虑行胸部增强 CT 检查。

2 级：①表现为出现新的症状 / 症状恶化，包括呼吸急促、咳嗽、胸痛、发热和吸氧量增加；②处理方式包括暂停免疫治疗，请呼吸科医生会诊，考虑进行支气管镜检查、支气管肺泡灌洗，以排除感染。如果仍不能完全排除感染，则考虑经验性使用抗生素，口服泼尼松。

3 级：①症状严重，炎症涉及所有肺叶或超过肺实质的 50%，日常生活活动、自我照顾受限，需要吸氧；②处理方式包括永久停止免疫治疗，住院治疗。

4 级：①表现为危及生命的呼吸系统并发症；有紧急干预的指征，如气管插管；②处理方式包括永久停止免疫治疗，住院治疗。

有基础疾病的患者可以接受免疫治疗吗

自身免疫性疾病、病毒性肝炎、接受过造血干细胞移植或器官移植、HIV 感染史的人群都是免疫治疗的潜在获益人群，在专科医生充分评估后可以接受免疫治疗。

系统性治疗后如何进行随访

对于可手术切除、接受新辅助化疗的患者

医生会在每个周期化疗前进行病史询问、体格检查；2 ~ 3 周期后复查影像学检查以评估治疗效果。如病史、体格检查或影像学检查结果提示疾病进展，医生会中止化疗，并再次评估肿瘤的可切除性；对于可根治性切除的患者，医生会及时为患者进行手术治疗。

对于根治性术后接受辅助化疗的患者 医生会在患者完成既定的化疗计划后进行影像学检查。如患者病情稳定，并且无自觉症状，在治疗结束后的2年内，医生会建议患者每3～6个月进行随访，内容包括病史询问、体格检查、影像学检查等，并根据临床需要复查血常规、血生化、食管内镜等。自第3年起，可每6～12个月进行随访，内容同上。自第6年起，可每年随访1次，内容同上。

对于转移性食管癌接受姑息性治疗的患者 医生会在完成既定的化疗计划后行影像学检查。如患者病情稳定且无自觉症状，可每2个月进行随访，内容包括病史询问、体格检查、影像学检查等，并根据临床需要复查血常规、血生化、食管内镜等。

患者故事 1

张先生今年 62 岁，2020 年 5 月因进食吞咽困难，在当地医院就诊行胃镜检查，见中段食管管腔肿物，取活检行病理检查提示食管低分化鳞癌。完善全身检查，腹部 CT 提示肝内多发低密度灶。胸部 CT 可见纵隔肿大淋巴结。诊断为胸中段食管低分化鳞癌，纵隔淋巴结转移，肝转移，临床分期为 CT3N1M1（Ⅳ B 期）。

张先生接受 PD-1 单抗联合化疗治疗 6 个周期，随后用 PD-1 单药维持 1 年。治疗后吞咽困难症状缓解，食管病灶、转移淋巴结及肝脏病灶均明显缩小，张先生不但进食情况好转了，体力也恢复正常。此后张先生一边照顾小孙子，一边陪伴生病的妻子，成了家里的“主力”。

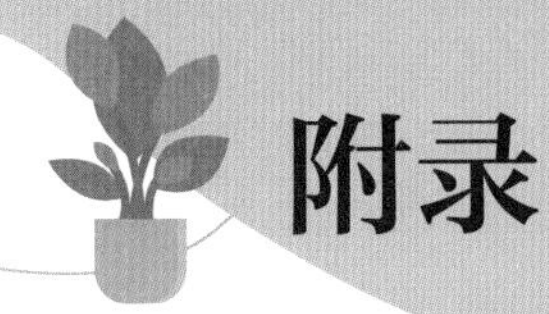

附录

食管鳞状细胞癌临床 TNM 分期（cTNM）预后分组

分期	TNM
0	Tis（HGD）N0M0
Ⅰ	T1N0 ~ 1M0
Ⅱ	T2N0 ~ 1M0 T3N0M0
Ⅲ	T3N1M0 T1 ~ 3N2M0
ⅣA	T4N0 ~ 2M0 任何 TN3M0
ⅣB	任何 T 任何 NM1

食管鳞状细胞癌病理 TNM 分期（pTNM）预后分组

分期	TNM	组织学分级	部位
0	Tis（HGD）N0M0	—	任何部位
Ⅰ A	T1aN0M0	高分化	任何部位
	T1aN0M0	分化程度不确定	任何部位
Ⅰ B	T1aN0M0	中或低分化	任何部位
	T1bN0M0	任何分化	任何部位
	T1bN0M0	分化程度不确定	任何部位
	T2N0M0	高分化	任何部位
Ⅱ A	T2N0M0	中或低分化	任何部位
	T2N0M0	分化程度不确定	任何部位
	T3N0M0	任何分化	下段食管
	T3N0M0	高分化	上或中段食管
Ⅱ B	T3N0M0	中或低分化	上或中段食管
	T3N0M0	分化程度不确定	任何部位
	T3N0M0	任何分化	部位不确定
	T1N1M0	任何分化	任何部位

续表

分期	TNM	组织学分级	部位
ⅢA	T1N2M0 T2N1M0	任何分化 任何分化	任何部位 任何部位
ⅢB	T2N2M0 T3N1 ～ 2M0 T4aN0 ～ 1M0	任何分化 任何分化 任何分化	任何部位 任何部位 任何部位
ⅣA	T4aN2M0 T4bN0 ～ 2M0 任何 TN3M0	任何分化 任何分化 任何分化	任何部位 任何部位 任何部位
ⅣB	任何 T 任何 NM1	任何分化	任何部位

食管腺癌 / 食管胃交界部腺癌病理 TNM 分期（pTNM）预后分组

分期	TNM	组织学分级
0	Tis（HGD）N0M0	
ⅠA	T1aN0M0 T1aN0M0	高分化 分化程度不确定

续表

分期	TNM	组织学分级
Ⅰ B	T1aN0M0 T1bN0M0 T1bN0M0	中分化 高或中分化 分化程度不确定
Ⅰ C	T1N0M0 T2N0M0	低分化 高或中分化
Ⅱ A	T2N0M0 T2N0M0	低分化 分化程度不确定
Ⅱ B	T1N1M0 T3N0M0	任何分化 任何分化
Ⅲ A	T1N2M0 T2N1M0	任何分化 任何分化
Ⅲ B	T2N2M0 T3N1 ~ 2M0	任何分化 任何分化
Ⅳ A	T4aN0 ~ 1M0 T4aN2M0 T4bN0 ~ 2M0 任何 TN3M0	任何分化 任何分化 任何分化 任何分化
Ⅳ B	任何 T 任何 N M1	任何分化

食管腺癌 / 食管胃交界部腺癌临床 TNM 分期（cTNM）预后分组

分期	TNM
0	Tis（HGD）N0M0
Ⅰ	T1N0M0
ⅡA	T1N1M0
ⅡB	T2N0M0
Ⅲ	T2N1M0 T3N0 ~ 1M0 T4aN0 ~ 1M0
ⅣA	T1 ~ 4aN2M0 T4bN0 ~ 2M0 任何 TN3M0
ⅣB	任何 T 任何 NM1

食管癌新辅助治疗后病理分期（ypTNM）预后分组

分期	TNM
Ⅰ	T0 ～ 2N0M0
Ⅱ	T3N0M0
Ⅲ A	T0 ～ 2N1M0
Ⅲ B	T3N1M0 T0 ～ 3N2M0 T4aN0M0
Ⅳ A	T4aN1 ～ 2M0 T4aNXM0 T4bN0 ～ 2M0 任何 TN3M0
Ⅳ B	任何 T 任何 NM1

注：食管鳞状细胞癌与食管腺癌 / 食管胃交界部腺癌相同。

卡诺夫斯凯计分表（KPS）

分数	日常活动情况
100	正常，无症状和体征，无疾病证据
90	能正常活动，有轻微症状和体征
80	可勉强进行正常活动，有一些症状和体征
70	生活可自理，但不能维持正常生活或工作
60	生活能大部分自理，但偶尔需要别人帮助，不能从事正常工作
50	需要一定帮助和护理，以及给予药物治疗
40	生活不能自理，需要特别照顾和治疗
30	生活严重不能自理，有住院适应证，程度尚不到病重
20	病重，完全失去自理能力，需要住院和积极的支持治疗
10	危重，临近死亡
0	死亡

ZPS 评分表

分数	日常活动情况
0 分	正常活动
1 分	症状轻,生活自理,能从事轻体力活动
2 分	能耐受肿瘤症状,生活自理,白天卧床时间不超过 50%
3 分	肿瘤症状严重,白天卧床时间超过 50%,但还能起床站立,部分生活自理
4 分	病重卧床不起
5 分	死亡

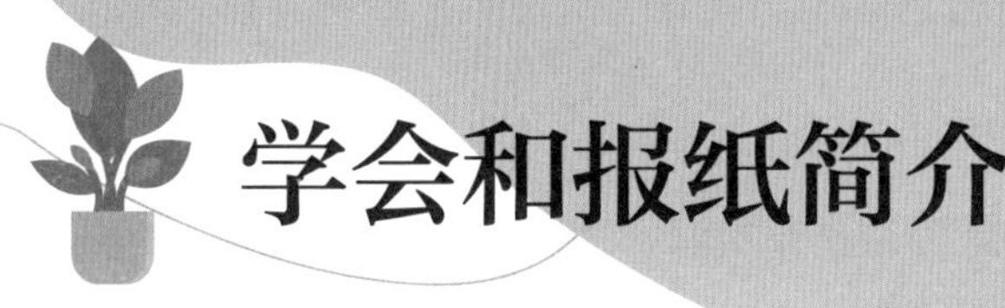

学会和报纸简介

中国临床肿瘤学会患者教育专家委员会

中国临床肿瘤学会（简称 CSCO）是由临床肿瘤专业工作者和有关企事业单位自愿组成的全国性专业学术团体，现已成为全球第三大临床肿瘤学专业学术组织。CSCO 患者教育专家委员会成立于 2019 年 7 月，是 CSCO 的第 39 个专家委员会。在肿瘤的诊治方面，患者教育专家委员会意义重大，它的成立标志着我国临床肿瘤事业的进步。规范的、体系化的患者教育将帮助患者更好地认识疾病、配合治疗、规避风险，真正实现“为患医治，以患为师”。近年来，患者教育专家委员会组织多位国内权威专家进行了一系列科普图书的编写工作，积极进行公益性患者教育，提供、宣传和推广专业、权威的科学抗癌知识，推动了我国肿瘤患者教育事业的蓬勃发展。

《中国医学论坛报》

由中华人民共和国国家卫生健康委员会主管的《中国医学论坛报》创刊于 1983 年，目前为周报，发行范围覆盖全国，发行量达 15 万份。《中国医学论坛报》始终以提高临床医务人员的业务水平、更新其业务知识、开阔其眼界为己任。向读者及时、准确地提供国内外医药学重大新闻、最新进展、科研动态、先进临床经验以及国家医药科技发展和管理的政策、经验等信息，是报纸坚持不渝的办报方针。经过多年发展，《中国医学论坛报》已在各级医药工作者中产生巨大影响，成为临床医生可信赖的良师益友，为中国的健康事业作出了积极贡献。

55检